一口好牙

把口腔医生带回家

郝泽良　郝帅◎著

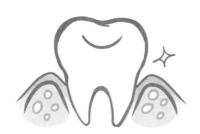

U0252661

清華大學出版社

北　京

图书在版编目（CIP）数据

一口好牙：把口腔医生带回家 / 郝泽良，郝帅著. —北京：清华大学出版社，2020.1（2024.10重印）

ISBN 978-7-302-54545-3

Ⅰ. ①一… Ⅱ. ①郝… ②郝… Ⅲ. ①口腔－保健－基本知识 Ⅳ. ①R780.1

中国版本图书馆CIP数据核字（2019）第284759号

责任编辑：刘　洋　顾　强
封面设计：李伯骥
版式设计：方加青
责任校对：王荣静
责任印制：丛怀宇

出版发行：清华大学出版社
　　　网　　　址：https://www.tup.com.cn，https://www.wqxuetang.com
　　　地　　　址：北京清华大学学研大厦A座　邮　　编：100084
　　　社 总 机：010-83470000　　　　　邮　　购：010-62786544
　　　投稿与读者服务：010-62776969，c-service@tup.tsinghua.edu.cn
　　　质 量 反 馈：010-62772015，zhiliang@tup.tsinghua.edu.cn
印 装 者：三河市东方印刷有限公司
经　　销：全国新华书店
开　　本：130mm×185mm　　印　张：7.375　字　数：114千字
版　　次：2020年1月第1版　　印　次：2024年10月第9次印刷
定　　价：59.00元

产品编号：082108-01

序

口腔疾病，特别是龋病和牙周病，几乎是人人可能患上的疾病，这类疾病不仅给人们带来巨大痛苦，给口颌系统的生理功能造成巨大影响，而且根据近代医学研究结果，它几乎和我们全身各个系统的疾病之间都有非常密切的关系，甚至是诸多致命性疾病的发病原因，因此不能不唤起大众对口腔疾病的重视。

改革开放以来，我们大众的口腔健康水平已经有了一定程度的提高，老百姓的口腔保健需求也在不断增长，口腔医学事业得到空前的发展。但是在我国，长期的贫穷落后导致大众的口腔健康观念薄弱、口腔保健知识掌握得不够、口腔保健行为滞后，仍是我们必须面对的现实。要实现健康中国的伟大战略，口腔健康必不可少。广泛开展大众口腔健康教育，普及口腔健康知识，是我们必须履行的历史责任。习近平主席在全国科技创新大会上的讲话指出："科技创新、科学普及是实现创新发展的两翼，要把科学普及放在与科技创新同等重要的位置，普及科学知识、弘扬科学精神、传播科学思想、倡导科学方法，在全社会推动形成讲科学、爱科学、学科学、用科学的良好氛围，使蕴藏在亿万人民中间的创新智慧充分释放、创新力量充分涌流。"因此我们必须做好口腔健康科学知识的传播与普及。

郝泽良和郝帅两位医生编写了《一口好牙：把口腔医生带回家》这样一本科普读物，把口腔医学的基本知识以及老百姓应该掌握的口腔保健知识通俗易懂地纳入其中，并为诸多的知识点绘制了精美的插图，让这本书显得更加生动，更易于普通老百姓的阅读与理解。感谢他们为口腔医学知识的普及所做的工作与贡献。我相信阅读这本书的读者一定会从中受益，从而提高口腔保健意识，掌握基本的口腔保健知识，养成良好的口腔卫生习惯，使自己的口腔更健康！

中华口腔医学会名誉会长　王兴

2019 年 11 月 26 日于北京

目 录

第三章　**牙周病**
——你以为只是牙龈出血？　/41

第四章　**口腔黏膜病**
——龇牙咧嘴为哪般？　/59

第十章　**美白**

第十一章　**打呼噜**

第一章

牙疼
——一颗坏牙的前世今生

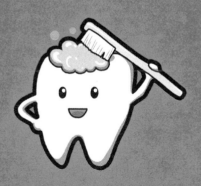

民间有言：牙疼不是病，疼起来真要命。这句话说的就是急性牙髓炎，疼痛发作起来寝食难安，牵扯半边脸都疼，尤其晚上疼得更厉害，吃止疼药消炎药全都没用。牙疼的正确处理方法就是去医院，钻开牙齿，让发炎的牙髓瞬间释放压力，疼痛一扫而光。

　　可牙疼是怎么来的？牙齿作为全身最坚硬的器官，虽然不是刀枪不入，但也不会轻易被攻陷。因此牙疼绝不是突然得的，要发展到牙疼中间会经历一个"漫长"的过程，过程中会有很多蛛丝马迹，就看你是否把它当回事儿。因此"牙疼不是病"这句话也应该被批判一下，凡是影响你生活质量的身体不适都是病啊，更何况牙疼这种让你痛不欲生的症状，理应成为被重视的一种疾病。

第一节　牙疼的元凶是什么？

民间都说虫牙导致了牙疼，是真的有虫子吃掉自己的牙齿吗？当然不是，但民间的这个虫吃牙的比方其实很贴切。导致牙疼的疾病——龋齿、牙髓炎等都是**细菌感染性疾病**，也就是说，导致牙疼的虫子实际上是细菌，如图1-1所示。

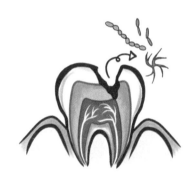

图1-1　细菌产生酸破坏牙齿

导致牙疼的细菌还不是单一的细菌，而是由多种细菌分层排列，各自分工，形成一种特殊的三维立体结构，这种立体结构的细菌团块叫作**牙菌斑**。牙菌斑防御能力强，可以抵抗漱口而不脱落，同时毒力很强，

3

对牙体组织的破坏能力也强。

导致牙周病和龋齿的都是牙菌斑，但是由于主体细菌和优势细菌不同，这两种不同牙菌斑的特性也不完全一样，二者容易黏附的地方也不同。牙周病的牙菌斑容易黏附在牙齿和牙龈交界处；龋齿的牙菌斑容易黏附在牙齿的点隙窝沟内。龋齿的牙菌斑，它的主要特性是产酸和耐酸。产酸是致龋菌最重要的特性，当我们牙齿没有刷干净的时候，牙菌斑就会把我们口腔内的食物残渣（尤其是糖类这种碳水化合物）消化成酸，然后这些酸持续腐蚀我们的牙齿，最后牙齿逐渐出现大洞。

牙菌斑都害怕刷牙。我们每天至少要刷两次牙，才能阻止牙菌斑在牙面定植，有效防止龋齿。如果刷牙刷得不干净，我们口腔内的细菌就会像杂草一样春风吹又生，牙菌斑就会持续破坏我们的牙齿。

第二节　牙齿的一般结构

想知道细菌怎么破坏我们的牙齿，就必须先知道牙齿的结构，如图 1-2 所示。

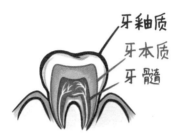

图 1-2　牙齿的结构

　　牙齿是由三个部分组成的：最外层是牙釉质；其次是牙本质；最里面是牙髓。牙髓中有丰富的神经和血管，不仅可以感受外界的冷热刺激，还能促进修复牙本质，是牙齿的"心脏"。

　　打个比方，牙髓就像司令，稳坐后方主持大局，前方有牙釉质和牙本质保护牙髓。牙釉质是牙髓的最外层护卫军，是身体中最坚硬的部分，相当于身披钢铁战甲。但是任何军队都有弱点，牙釉质的弱点是不能耐酸，酸性物质可以破坏牙釉质导致牙釉质的丧失。同时牙釉质还有一个特性，就是一旦发育形成后无法改变、无法代谢、无法愈合，也就是说这些身披钢铁战甲的前方护卫没有任何补给，阵亡多少就损失多少，不会有新的钢铁战甲护卫队补充进来。图 1-3 生动地展示了牙齿各个结构的功能。

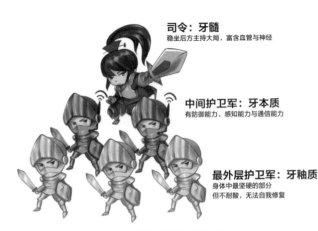

司令：牙髓
稳坐后方主持大局，富含血管与神经

中间护卫军：牙本质
有防御能力、感知能力与通信能力

最外层护卫军：牙釉质
身体中最坚硬的部分
但不耐酸，无法自我修复

图 1-3　牙齿不同结构的功能

　　牙本质也是牙体硬组织的一部分，紧贴着牙髓，是牙髓的随身护卫。牙本质就相当于里面有无数通信兵的中间护卫军，有一定的感知能力、防御能力，还有一定的修复能力。当通信兵告诉牙髓司令前方有细菌大队欲行刺，牙髓就会指挥牙本质的护卫们在薄弱的地方加强防护，增加人手——牙本质里面走行牙本质小管，内通牙髓，可以感知外界冷热酸甜的刺激，从而产生反应，可以在牙本质和牙髓的交界面产生新的牙本质来保护牙髓。但是这些护卫的再生能力是有限的，当细菌毒力太强，或者入侵速度过快，就很容易被冲破防线，让细菌直达牙髓。一旦细菌侵入牙髓，牙疼就出现了。

第三节　牙疼有几种疼法?

　　每个人牙疼的时候都会求医问药,以为通过一种方法就可以药到病除。实际上牙疼有很多种,只有分清了是哪种牙疼,才能相应地采取措施,对症下药。

1.冷热刺激敏感

　　当我们的牙齿遇冷、遇热、遇甜、遇机械刺激出现一过性敏感[①],而刺激去除后症状瞬间消失,叫作牙齿敏感。牙髓是个迟钝的主儿,外界无论冷热酸甜还是刷牙之类的机械摩擦,它反应的都是同一种感觉——疼。牙齿敏感的原因就是牙髓的保护层减少了,外界的刺激可以很容易地传导到牙髓内部。什么可以导致保护层减少呢?牙釉质缺损、牙本质缺损。

　　1)最常见的导致牙釉质缺损的原因就是龋齿。牙釉质被酸腐蚀掉,导致牙釉质的丧失和缺损。由于龋齿的深度不同,牙釉质和牙本质丧失的程度不同,会显示不同程度的牙齿敏感症状。越深的龋齿,对冷热刺激的敏感症状可能越重。

[①]　短暂出现的牙齿敏感酸痛,之后很快消失。

2）另外一种常见原因是牙齿颈部的楔状缺损，由于横刷牙或者个别牙齿咬合受力过大导致的挨着牙龈的牙齿颈部出现了缺损。有时候我们可以用指甲抠到牙齿颈部这个小沟，抠的时候感觉牙齿酸酸软软的，这就是楔状缺损，如图 1-4 所示。

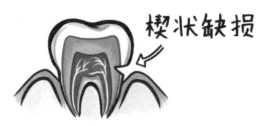

图 1-4　楔状缺损示意图

3）最后，重度磨损的牙齿由于牙釉质被磨没了，也会导致牙齿的敏感。

总而言之，凡是让牙釉质保护层减少的疾病，都会导致牙齿敏感的发生。针对这种原因的治疗方法，就是恢复牙髓外界的保护层，对龋齿进行补牙充填治疗；楔状缺损也可以进行补牙充填治疗；至于全口牙齿重度磨损的，可能就需要咬合重建了。

2. 自发痛

上文介绍的牙齿敏感是只有遇到刺激的时候才会

出现敏感的症状。这里要说的是没有任何刺激的情况下牙齿出现的疼痛，叫作"自发痛"。引起自发痛的原因就是牙髓发炎，各种各样的原因导致的细菌大队已经越过牙釉质、牙本质两层防卫进到牙髓里面，导致牙髓发炎。牙髓发炎就会导致牙髓内部血流增多，压力增大。牙髓一旦发炎就是不可逆的，得不到治疗就会一直发炎并逐渐坏死。要知道，虽然细菌已经侵入牙髓大本营，但是来时的路径并没有那么开阔，细菌大队永远都只选择最薄弱的环节入侵。此时大量的牙釉质、牙本质仍然坚守在防御一线，坚不可摧。随着牙髓发炎导致的血流增多，压力增大，牙髓腔就像高压锅一样，牙髓中的神经也只能感受到疼。随着压力持续增加，压力导致的疼痛会加剧，这就是急性牙髓炎，如图 1-5 所示。

图 1-5　牙髓腔就像高压锅，压力导致疼痛

阵发痛

疼痛一阵一阵的，疼起来的时候真要命，不疼的时候就像什么都没发生过，这就是阵发痛。一般伴随自发痛、阵发痛的，急性牙髓炎没跑了。

夜间痛

急性牙髓炎伴随的典型症状还有夜间痛。很多人都是白天隐隐作痛但不明显，一到晚上却痛得无法忍受，说什么都要第二天去看医生，结果第二天起来好像又还好，就没去看医生，结果晚上再次出现剧烈疼痛到了无法忍受的程度。

放射痛

放射痛就是有时候一侧牙疼，却不仅仅是牙疼，连同一侧的脸、脑袋都疼，这些剧烈的疼痛都属于牙髓炎的疼痛。

疼痛无法定位

由于牙髓对各种刺激只有疼这一种感觉，本体定位感觉比较弱，所以经常只知道是哪一侧牙齿疼痛，有时候连上牙疼还是下牙疼都分不清楚，更别提能具体感受到哪颗牙了。所以，这一点会给医生的诊断造成一定的阻碍。当一侧的牙齿有两三颗都是坏牙的时候，怎样分辨出疼痛到底来自哪颗牙就是一个艰难的问题。只有找对患牙，才能手到病除，一旦把牙齿钻开，压力释放，疼痛瞬间就可以得到缓解。

冷热刺激加重疼痛

有时候在牙疼的时候，不能沾任何有温差的食物饮品，一旦遇到冷水或者热水，牙疼更是一发不可收拾。我们的医生也是通过牙髓的冷测和热测来判断牙髓活力的，尤其是几颗牙同时坏掉，只要用小冰棒挨个试试几颗可疑的牙齿，激发出最疼并且移开冷刺激后疼痛依然持续的牙齿就是这次牙髓炎发作的罪魁祸首！

3. 咬合痛

咬合痛，顾名思义，就是咬东西的时候疼。如果碰到牙齿已经有浮出感，感觉高出来一截，并且不敢接触，一碰就剧痛。这样的疼痛表明我们的炎症已经不只限于牙髓，牙髓已经全部被细菌感染攻陷了，炎症已经到达牙齿的根尖，根尖的急性炎症会导致牙齿在受力的时候产生剧烈的疼痛。如果是根尖的慢性炎症，咬东西也会有不舒服的感觉，医生一般会用叩诊锤从轻到重地叩击牙齿，有叩痛的牙齿就是病原牙。

定点咬合痛

咬东西的时候一般不疼，但是在咬稍微硬一些的食物时，咬到某一点会出现突然一下的剧痛，把人疼得打个激灵，这就叫定点咬合痛。它的原因在于牙齿可能出现了隐裂，不受力的时候牙齿没有明显感受，但是一旦受力，牙齿就会有劈开的趋势，劈开的同时牙髓受到了刺激从而产生了突然的剧痛。

咬合钝痛

咬东西感觉不舒服，隐隐作痛，尤其是咬过硬东西之后，但是又说不出来哪里有明确的尖锐疼痛。这样的钝痛一般来自牙周的疾病，而不是牙体和牙髓的疼痛。当我们牙周有炎症的时候，在受到很重咬合力的情况下，牙周会出现持续性的钝痛。如果没有发现明确的牙齿龋齿或缺损，就要先治疗牙周排除牙周的问题。

以上就是我们会遇到的三大类典型牙疼：刺激痛、自发痛、咬合痛。自发痛和咬合痛都说明我们的牙髓已经发生了感染，需要进行牙髓治疗。

第四节　要想不得龋齿就不能吃糖？

如果我们能够早早地把细菌扼杀在摇篮里，消灭牙菌斑，就不会有龋齿和牙髓病的出现。如果牙釉质在细菌的作用下开始出现缺损，由于牙釉质不可再生，不经治疗的情况下，细菌一定会继续深入直到攻陷牙髓。所以预防龋齿和早期积极治疗就尤为重要。

现在我们可以好好聊一聊公认的龋病发生的"四联因素"。龋齿的出现取决于食物、细菌、宿主、时间这四个因素的共同作用。

1. 食物

由于刷牙没有刷干净，食物残渣会残留在牙齿表面，尤其会残留在牙齿表面有沟沟坎坎的地方，这些地方就是龋齿的高发地带。食物残渣中最容易被细菌分解产酸的就是糖，或者叫碳水化合物。不仅孩子喜欢吃糖，导致龋齿的细菌也喜欢糖。这些细菌最喜欢分解葡萄糖，一方面把葡萄糖消化给自己提供营养；另一方面葡萄糖被分解产生酸。牙釉质是不耐酸的，食物残渣越多，糖越多，细菌的粮食就越多。细菌吃了粮食产生的排泄物就是酸，这些排泄物最终导致了牙釉质的龋坏。

2. 细菌

致龋菌最牛的地方就在于它们可以消化糖类产酸

并且本身耐酸，而口腔中其他细菌有些是害怕酸的。产酸菌和不产酸菌就开始打架，哪方胜利取决于什么呢？取决于我们是否认真刷牙。刷牙就革了一次所有细菌的命，产酸菌受到压制没法强大起来，口腔 pH（酸碱度）维持恒定，龋齿就不会有进展；如果我们不刷牙，并且仍然不断进食甜食，产酸菌就会越来越强大，把不产酸菌都干掉，这样满口都会是产酸菌，它们都是不刷牙的胜利者，最终导致了龋齿的产生。所以从口腔生态系统的角度来看，一颗牙得了龋齿，在没有得到治疗的情况下，其他牙齿也暴露在龋病致病菌（产酸菌）的控制下，容易发生新的龋齿。

3. 宿主

宿主是指我们每个个体，宿主的因素体现在我们自身抗龋能力的差异。这时候就有人谈起自己"天赋异禀"，每天不认真刷牙但是牙齿仍然特别好。一般人可不要学习有"天赋"的人，因为你如果属于那种对于龋病毫无抵抗力的人，就算有一次不认真刷牙，都会显著增加患龋齿的风险。这时候你可千万不能相信少数人不刷牙也不得龋齿的说法。举个例子，抽烟容易导致肺癌是学术界公认的事实，你非要举一个例子说谁天天抽烟还活成了百岁老人，这能证明公认的事实是错的吗？不能！个体差异产生的个别案例不能成为你不爱护身体的借口，不刷牙会导致龋齿也是同样的道理。

对儿童来说，涂氟和窝沟封闭都是改变宿主抗龋能力的办法。窝沟封闭可以把牙齿表面容易残留食物残渣的沟沟坎坎全部清洁干净并且封闭住，相当于重新建立了一个不易残留食物残渣的光滑咬合面。氟化物和牙齿结合可以显著改善牙齿的抗酸能力，牙齿抗酸能力的提升也是宿主变强大的重要方法。

4. 时间

龋齿的发展一定要经过漫长的过程，我今天喝醋了、我今天吃柠檬了、我今天喝可乐了……这些一天发生的事情都不至于让龋齿形成，造成龋齿一定是日积月累的，漫长的时间才给了细菌足够的时间"水滴石穿"。

所以是不是不能吃糖？并不是。而是吃完糖要认真刷牙，彻底清洁把糖清理干净，革细菌的命，不要让糖接触牙齿的时间太长，这样就可以尽量地预防龋齿。

我们再讲讲小孩子如何科学吃糖。每次吃糖之后，如果不刷牙，口腔内的致龋菌就开始活跃，分解糖产生酸腐蚀牙齿，口腔内 pH（酸碱度）开始下降，但是唾液作为一种非常棒的缓冲液，可以逐渐提升口腔 pH（酸碱度），在半小时内最终回到正常酸碱度，而牙釉质只有在低 pH（酸碱度）的酸性条件下才能被腐蚀。因此每一餐后口腔都会经历 pH（酸碱度）的先降后升，延长进食间隔时间可以有效减少牙釉质暴露于酸性环境的时间。但如果三餐之间增加很多零食，那么进食后 pH（酸碱度）还没有升起来就再次降下去，牙釉质暴露于酸性环境的时间增加，就会增加患龋齿的风险。所以预防龋齿最好的办法就是减少吃零食的次数！

如果已经形成龋齿，根据龋齿形成洞的深浅分为浅龋、中龋、深龋，分别是被细菌进攻到牙釉质层、牙本质浅层以及牙本质深层。由于牙釉质和牙本质的崩解，牙髓会对外界的刺激越来越敏感，一般出现对冷热刺激非常敏感时，多半已经发展到深龋。但是只要细菌没有发展到牙髓，无论是浅龋、中龋、深龋，及时的治疗都可以通过磨掉龋坏组织，用树脂材料修补的方式，防止龋齿进一步深入。

第五节　牙疼吃消炎药行不行？怎么治疗？

细菌一旦突破牙本质，进入牙髓，牙髓就会受到细菌的侵蚀出现感染。感染尚浅的话是牙髓炎，已深达根尖的就是根尖炎。治疗牙髓受到感染的患牙，其方法叫作根管治疗。

吃消炎药可不可以缓解牙疼？一般是没用的。急性牙髓炎的原因是牙髓腔像高压锅受压一样的状态，什么物质都进不去也出不来，但凡能进去能出来就不会形成"高压锅"了。所以只有钻开牙髓才可以瞬间止痛。那些吃消炎药可以缓解疼痛的情况是已经出现了根尖的脓肿，抗生素可以辅助控制已经感染了的根管。但是急性炎症消退之后，根管内的感染是始终存在的，它作为一个病灶长期潜伏在口腔里，遇到身体抵抗力降低的情况时就会出来发作，这也是牙疼扛过去以后，可能还会反反复复发作的原因。真正可以根除根管内部的感染，并且杜绝以后再感染的治疗方法，目前只有根管治疗。

根管就是牙齿内部走行牙髓（牙神经）的通道，所以也有人把根管治疗叫作"杀神经"。根管治疗的精髓在于感染控制，只要能彻底清理牙髓腔及根管内的感染坏死物质，就能杜绝根管内的感染，从而为炎症的消退创造了良好的条件。炎症消失，牙疼自然就会消停。

根管治疗需要三个步骤：开髓、根管预备、根管充填。开髓就是在牙齿咬合面打洞，彻底打开牙髓通道。根管预备就是用机械和化学的方法把根管内残留的感染物质彻底清除的过程。根管充填就是用特殊的材料严密封闭已经清理干净的根管通道，防止感染的再发生。这几个步骤大概需要去医院复诊 3 ~ 4 次，因此这是一项既费时又费钱的治疗方式，诊金也与单纯补牙不是一个数量级。

由于不同人不同牙的牙髓形态有差异，根管走行有差异，根管治疗也分不同的难度。有些人的牙髓有钙化，根管不通，这些就会阻碍我们进行根管预备；有些人的根管走行变异，从这条根管又伸出一条岔路，那边又有岔路，越来越多的岔路也是根管治疗的难点，因为少发现一条岔路，里面的感染物质无法清理，就可能导致根管治疗后再次出现感染；有的根管长期感染，感染的细菌种类繁多，毒力强大，常规的感染控制方法也很难彻底清除，这些都增加了根管治疗的难度。治疗难度大时，复诊次数和诊金都不可避免地会增加。

如果到了这个阶段还不去看牙，牙齿最后就会被蛀空，剩下一个空壳，已经无法承担正常的咀嚼食物的力量，最后轰然崩解，牙齿就这样过完了它的一生。我们谁都不想接受这个结果。那还等什么？能把细菌遏制在龋齿的阶段就一定要尽早遏制，不要到出现了牙疼（意味着细菌已经感染牙髓）才追悔莫及。出现了牙疼就要尽早做根管治疗，最大程度保留珍贵的牙齿。

第六节　特殊的"牙疼"

在有些情况下，"牙疼"只是一种相似的感觉，实际上并不是牙齿的问题，但是这种疼痛的感觉让你拥有了牙疼一样的感觉，这些特殊情况需要仔细鉴别。

有些心脏病患者在突发心肌梗死的时候，除了出现典型的胸痛外，还可能会出现非典型的胃疼、背疼甚至牙疼的症状。如果这个时候以为是牙疼，吃了抗生素倒不会有什么问题，但是会耽误病情。把心绞痛误以为牙疼，严重的情况下可能连命都丢了。所以有过往心脏病史的患者，应当定期去做心脏检查以及牙齿检查，如果平时牙齿体检都没有发现过什么问题，或者有问题也及时处理了，那突然出现的诡异牙疼就要瞬间警觉起来。但是如果真有牙齿的毛病，说不定还真分不清楚到底是"心疼"还是牙疼。

容易被误以为是牙疼的疾病还有三叉神经痛。面部突然出现的针刺样疼痛可能会被误以为是急性牙髓炎的牙疼。我们曾经见到过以牙疼的主诉来就诊，接连拔了一颗又一颗牙，直到拔光所有的牙，这种疼痛仍然存在，才发现并不是牙疼。三叉神经痛通常有固定的扳机点，可能每天刷牙碰到一个区域或者洗脸碰到一个区域就会引发这种类似的针刺样、闪电样疼痛，并且也不存在夜间痛、冷热刺激加剧等典型的牙疼症状。所以多了解一些牙疼的疗法可以帮助我们区分是不是三叉神经痛，我们永远比医生更了解自己的身体。

本章我们详细介绍了各种各样的牙疼，以及为什么会出现这样的疼，还有相应的治疗方法。如果牙齿得不到治疗，就会按照"龋齿—牙髓炎—根尖炎—崩解"，一步一步走完它的一生。虽然龋齿、牙髓炎、根尖炎有明确的诊断标准，但是临床上疾病的发展并不是完全独立的，而是连续的。有时候牙髓受到外界刺激产生轻微的炎症，说是龋齿可是牙髓又可能被轻微波及，说是牙髓炎但有时候隔绝外界刺激后牙髓还可能恢复正常。本着能保牙髓尽量保的原则，对于牙髓一般都先安抚并进行龋洞充填，如果出现疼痛再进行根管治疗也来得及。但是千万别怨医生补牙没补好，补完又出现疼痛，然后大骂庸医。有的医生为了防止补牙后牙疼出现不必要的误会，会选择直接做根管治疗，这也无可厚非。精确地诊断牙髓的活力状态是选择单纯补牙和根管治疗不同方式的基础。

医生总是愿意去留下每一颗牙齿，能保牙髓的保牙髓，保不了牙髓的保牙齿，保不了牙齿的保牙根，实在不行才会选择拔除。医生如此重视你的牙齿，你是否也一样？现在就从定期口腔检查开始吧！

第二章

智齿之痛

——退化还是进化？

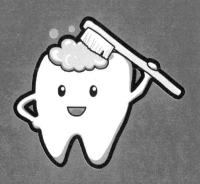

在口腔科普问答里面，智齿的话题永远是提问频率前三甲的存在。很多家长带孩子来咨询的时候都会问医生，我们当年长智齿也不疼不痒，怎么孩子三天两头智齿发炎……听到这样的问题，郝医生只能在心中感叹：中国的发展太快了。中国用了短短三四十年几乎就达到了发达国家用时 100 年的发展水平。

第一节 长智齿是进化还是退化？

你觉得郝医生的感叹有些莫名其妙。是的，智齿问题越来越严重和中国快速的发展是密不可分的。咱们暂时放下发展问题，先看看人类的历史，大家就知道智齿是怎么回事。

远古时代，人类的祖先还不会使用火，大自然馈赠了丰富的食材，包括树上的果子、地上的蘑菇、植物的叶子、捕猎的大型动物等。这些食物有粗有细，有大有小，有硬有软。要能吃下这些食物，必须要有发达的咀嚼肌、宽大的颌骨、足够坚硬和足够数量的牙齿。当时人类进化出宽大和前突的颌骨，32 颗整齐的牙齿以及强大的咀嚼肌系统，形成了腮帮子鼓鼓的大方脸。这样的咀嚼系统配置完全和当时的艰苦生存环境相适应。

随着火的使用，人类**咀嚼系统的退化之路**就拉开了帷幕。火可以烹饪食物，把食物变软，这样吃东西就不用那么费劲，因此环境的改变导致人也适应性地发生了咀嚼系统的改变。随着时代的发展，我们进入农耕时代，大量的麦子和水稻之类的碳水化合物开始成为人类的主食。这样的饮食结构继续使人类的咀嚼系统不断退化。到了近代社会，工厂提炼出蔗糖和各种甜味剂。各种蛋糕等甜食的出现，让人类可以在更少地摄取食物的同时吸收更多的能量，食物更加精细，因此咀嚼系统逐渐退化。

好了，言归正传。时代的大背景就是人类的咀嚼器官在逐渐退化。从近代来看，发达国家吃糖的好日子花了100年左右，但中国人从吃糠咽菜到现在随处可以购买精细化食品，是不是花了更短的时间？而就这么短短的一两代人，咀嚼系统的变化就大得惊人。

咀嚼功能和咀嚼系统的形态是相适应的，那么咀嚼功能的降低必然导致咀嚼系统的退化。但是咀嚼系统各个组成部分的退化速度是不一样的：肌肉退化最快，骨骼其次，牙齿退化最慢。首先，如果我们不吃硬东西，很快咀嚼肌就会萎缩，所以咀嚼肌的退化是最先发生的。其次，我们咬东西的频率和力度降低了，颌骨的发育就逐渐不会那么宽大和前突，颌骨变得更窄小，如图2-1所示。牙弓开始出现狭窄，牙弓的突度逐渐缩小，人类审美的追求也从突嘴变成直面型。但控制牙齿数目的基因一直存在于我们的身体中，不断遗传。

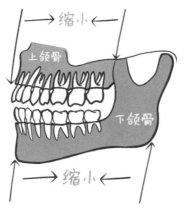

图 2-1　现代人的上、下颌骨退化，变得越来越窄小

　　古代的人吃各种硬度的东西是很费牙齿的。牙齿都有微小动度，在咀嚼食物过程中，不仅牙齿咬合面会不断磨耗，牙齿邻面也会不停磨耗，牙齿会逐渐磨耗变瘦，牙弓长度会减少。由于严重的邻面磨耗，很多处在生长发育期的青少年的牙弓长度已经减少了10mm，所以智齿（10～11mm）的萌出对于咀嚼功能的补充发挥了重要的作用。这时候萌出智齿补偿了牙弓长度的减少，使其继续高效地发挥咀嚼功能。而现代人随着食物精细程度的增加，咀嚼变得越来越容易。很多家长为了孩子营养跟得上，增加很多甜的辅食，还把水果削好切块，导致孩子现在都懒得啃苹果，更

别提吃牛肉这种纤维多的食物了。久而久之，咀嚼系统退化得越来越严重。所以才会有越来越小的口腔和越来越拥挤的牙齿，以及越来越多的正畸需求。越来越多的年轻人到了智齿萌出的年龄，但是智齿却没有地方长出来，这就是智齿的阻生。

我的老师给我们讲课的时候说过，他们那个年代的人几乎没有智齿的阻生，而如今智齿阻生的情况随处可见，我们的孩子们倒数第二颗牙阻生的发生率居然都越来越高！这才几代人呀，牙齿的变化就这么大，那么郝医生感叹中国的发展太快了就不难理解了吧？

为什么有的人不长智齿，有的人长 1 颗，有的人长 2 颗，有的人长 3 颗，而有的人长 4 颗呢？那是因为牙齿数目退化得不够完全，退化完全的智齿都不存在了。有人把智齿的缺失认为是人类的进化，长智齿说明进化得不够完全。但是怎么理解退化和进化呢？进化和退化对于历史的长河来讲是没有倾向性的，人类是大自然中的沧海一粟，自然界的生物，包括人类，终将为适应环境而变化。

那就让我们努力去接受这种变化——如果长了智齿，最好还是拔了吧。因为你退化的小颌骨里面长不下那么多颗牙啦！

第二节　长智齿为什么会疼痛?

理论上来讲，长牙齿是不疼的。但是为什么长智齿会疼? 是所有人长智齿都会疼痛吗? 长智齿疼的是牙齿，还是牙龈?

智齿是从骨头里钻出来，逐渐突破牙龈长出来的。智齿即将破龈而出的时候，会有一部分牙龈覆盖在牙面上，如图 2-2 所示，在牙齿和牙龈之间就会产生一个只有小口的盲袋，这个盲袋非常难以清洁，如果有食物残渣不小心进入了盲袋内，又没有清理干净，食物残渣就会在里面发酵，产生有害细菌，导致智齿盲袋的牙龈发炎肿痛。因此智齿发炎的罪魁祸首还是没有刷好牙。长智齿期间，智齿被牙龈包裹一半的结构本身就不容易清洁; 其次，智齿长于口腔的最后方，牙刷头不容易伸进去刷也是不能良好清洁的原因。更别提现在空气不好，很多人患有慢性咽炎，牙刷头稍微往深部伸了一点点就犯恶心，那就更容易使得清洁不到位。有的人长智齿不疼，只是因为刷牙刷得比较干净而已……

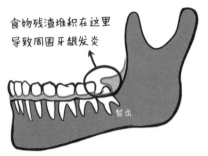

食物残渣堆积在这里
导致周围牙龈发炎

智齿

图 2-2　智齿的萌出，使牙齿和牙龈之间存在一个小盲袋

　　所以治疗智齿发炎首先是要做好智齿局部的口腔卫生。但是大多数人不明白这个道理，觉得智齿发炎，一碰就疼都不敢刷牙了。哪知道越不刷牙，智齿周围越脏，发炎会越严重，严重的甚至连半张脸都因为智齿发炎而肿起来。在对自己还下得去手的时候，好好刷刷智齿以及智齿旁边的牙龈吧！如果实在因为疼痛自己不敢刷牙，就应该尽快到医院做冠周冲洗。在你怕疼不敢刷智齿的时候，医生用冲洗针把藏在智齿和牙龈中的脏东西冲洗出来，连续冲洗几次，不出一两天就会消肿，缓解炎症，效果非常明显。一般来说，除非肿痛特别严重，不需要吃消炎药。消炎药是全身用药，到口腔的一小部分起什么作用呢？效果差而且疗效慢，还存在全身用药的副作用。

　　接下来你要做的事情就是等智齿发炎好转后，选个心情好的日子把智齿拔掉吧!

第三节　我需要拔智齿吗?

　　由于人类的咀嚼系统在不断退化,智齿越来越远离咬合力的中心,换句话说,就是智齿已经不参与咬合很久了,留着它不仅没有用,还会增加隐患,不如就把它扫地出门。郝医生的建议是:除了正畸医生会根据情况考虑留下智齿外,**所有智齿都应当拔除**。

　　经常发炎的智齿应当拔除。这一条应当最好理解。经常看到小伙伴说智齿发炎的时候疼得痛不欲生,发誓一定要把智齿拔掉。结果等炎症消退以后就忘了这码事儿。三番五次出现智齿发炎疼到怀疑人生,最终痛下决心必须拔掉。为什么一定要"享受"过几次三番的疼痛洗礼,等到不得不拔的时候才去拔除智齿呢?其实你可以早点儿去拔智齿的呀。

　　龋坏的智齿应当拔除。智齿都龋齿了?那是很容易发生的事儿,因为智齿位置太深了,清洁不到位,久而久之就会出现龋齿。补牙行不行?当然可以,但是补过的牙齿如果清洁不到位还会继发新的龋齿。前面已经讲过龋齿的后果，如果任由龋齿发展下去，就会侵犯神经，导致牙疼，这个牙疼可是真的牙疼！如果仍然没有拔除，智齿就会逐渐被龋齿侵蚀变成空壳，一不小心咬了硬东西，这个牙就碎了、劈了、折了。拔除一颗完整牙的难度小，但是拔除残根残冠的难度就大多了。为了避免以后拔除困难的牙齿，在龋齿还不怎么严重的时候就赶紧把这颗智齿拔掉吧。

长歪的智齿应当拔除。如果你的智齿位置长得很周正，不拔也罢。但是由于颌骨小，没地方长，七扭八歪不在正常位置的智齿应当早点拔除。常见的智齿长歪方向是前倾阻生，如图 2-3 所示，就是智齿往前顶着长。这样智齿和前面的牙齿之间就会有一个大台阶，这个台阶的间隙容易残留食物残渣，最终导致两颗牙齿都因为龋齿坏掉了，严重的情况是智齿和前面的牙齿都不能保留。不要等到失去两颗牙的时候才追悔莫及。前倾阻生的智齿随着萌出的动力还会不断推挤前牙，导致前牙逐渐拥挤不齐，甚至变成了"龅牙妹"。为了预防这些悲剧的发生，早点儿把智齿拔了吧。

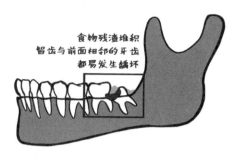

食物残渣堆积
智齿与前面相邻的牙齿
都易发生龋坏

图 2-3　前倾长歪的智齿容易使其自身和邻牙发生龋坏

阻生的智齿应当拔除。由于颌骨狭小，智齿长不出来，这样的智齿就叫作阻生智齿。阻生智齿可以向各个方向，向前向后向内向外，甚至倒着长，往鼻腔里面长的都有可能。这些想长出来又长不出来的智齿应当拔除，省得它在角落里兴风作浪。除非有些智齿特别深，和其他牙齿也没有毗邻关系，可以继续观察，有不好的迹象尽快拔除外，其余的阻生智齿都建议提早拔除。

没有对𬌗（hé）牙的智齿应当拔除。所有的牙齿都是上下一对生长才能行使咀嚼功能。有的人只有上颌智齿没有下颌智齿，或者只有下颌智齿没有上颌智齿，这样的单颌智齿都应当拔除。因为这样的牙不仅毫无用处，而且因为没有咬合接触还会不断伸长，在咀嚼运动时和其他牙齿产生撞击，这种咬合创伤对口颌系统的健康是不利的。另外，由于伸长的智齿和前面的牙齿有台阶，吃东西会更容易塞牙，塞牙后不及时清理仍然容易导致两颗牙的邻面发生龋齿。

正畸治疗需要拔除智齿。由于正畸技术的发展，尤其是隐形矫治的发展，推全牙列向后获取间隙的方法越来越普遍。牙齿要往后方推动，一定需要后方没有牙齿阻挡。智齿的存在阻碍了牙齿往后推动的路径，该拔智齿就要勇于拔呀！

第四节　拔智齿疼吗？

很多朋友不想拔智齿的原因都是因为害怕拔牙，害怕拔牙的深层次原因是怕疼。疼痛是人们不愿意看牙的重要原因之一。很多人听到拔牙，看到出血都会花容失色，就是因为既往的看牙经历给他们留下了很大的心理阴影。既往的看牙体验是伴随着疼痛、紧张和焦虑的，因此人们不想再去看牙，拖到实在不行了才去看牙，往往这时的牙病已到很严重的地步，伴随的痛苦和花费也更大。

但是口腔医学的理念和技术都是在不断进步的，

无痛看牙的理念已经越来越得到所有口腔医生的重视。影像技术也从原来二维的平片，进步到辐射剂量非常小的三维牙科CT——锥形束CT（CBCT）片。它能帮助医生更精确地在术前评估牙齿的位置和手术入路。拔牙技术也从以前用锤子敲的劈冠技术，发展到用涡轮机的微创拔牙技术。

对于一颗阻生智齿，医生首先通过拍摄CBCT片，从三维方向上评估牙齿的位置，以便进行阻力分析，进而设计微创拔牙方法。良好的术前设计是成功拔除智齿的第一步。

其次，阻滞麻醉和局部浸润麻醉的结合可以使拔牙全过程达到完全无痛的状态。先进的麻药以及局麻技术可以最大程度减少你的疼痛，进而减少焦虑。

剩下的拔牙过程就不需要你担心了。只要躺在舒适的牙椅上，张开嘴，剩下的交给医生吧。

第五节 拔智齿有风险吗？

当然有。但是医生通过详细的术前评估可以把风险降到最低。

一般来说，拔除上颌智齿的风险较低。最大的风险在于，当上颌智齿比较深，并且智齿和上颌窦关系特别紧密的时候，拔除智齿有可能导致上颌窦和口腔相通，具体的感觉就是鼻子鼓气时口腔里面也感觉有气流，这样的相通是不正常的，医生需要用各种方法把这个相通的口关闭。

拔除下颌智齿的风险比上颌智齿略大。最大的风险来自于下颌神经管的损伤。下牙槽神经是纵贯几乎下颌骨全长的一条感觉神经，管理半边下唇的感觉。我们打麻药麻醉的就是下牙槽神经和颊、舌神经，会让半边下唇和舌头都麻木。下颌的阻生智齿长不出来，位置较深，可能与下牙槽神经较近。图 2-4 展示了智齿可能和下牙槽神经的各种"亲密接触"，在拔除智齿的过程中可能会对下牙槽神经有损伤。

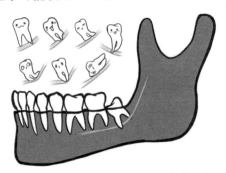

图 2-4　智齿和下颌神经管可能的毗邻关系

拔智齿前拍摄锥形束 CT（CBCT）可以从三维方向评估智齿和下牙槽神经的毗邻关系，如果牙齿和下牙槽神经没有挨着，一般就不会损伤到神经；只有明确看到牙根和神经挨着，甚至两个牙根骑跨在下牙槽神经上，才有可能会损伤到这条神经。损伤下牙槽神经的表现就是出现术后下唇麻木，麻木可能需要三个月到半年的时间恢复。拔牙一般不会损伤运动神经，所以担心拔牙之后面瘫的朋友们多虑了。

其他的风险如出血和肿胀等，是所有拔牙都有可能出现、医生要常规向患者交代的风险，没有什么特异性，大家也不必过于担心。

第六节　拔智齿后应该注意什么?

相对来说，智齿是口腔中最难拔除的牙齿，因此过程会比拔其他牙齿复杂，术后需要注意的事项也多一些。

智齿拔除的难度较大，创伤也会较大。拔智齿的那一侧，智齿周围会逐渐出现肿胀，严重一些的，半边脸会肿胀成包子一样。但是这样的肿胀是正常的，不要害怕。肿胀是我们人体面对创伤的一种反应，智齿周围的血液循环会增加，以尽快修复这个创伤。血液循环的增加带来了肿胀的表现，实际上肿胀说明我们身体在启动应急机制，对拔牙的创伤进行修复，只不过拔智齿导致的肿胀可能会比较明显，并且在第三天的时候到达肿胀的高峰，之后便会逐渐恢复正常。遇到这样的肿胀不要担心害怕，肿胀只是一过性的。拔牙后可以用冰袋冷敷拔智齿侧面部，起到止痛凝血、防止肿胀过度的作用。一般3天之后可以热敷，促进血液循环来减轻肿胀。

因为智齿附近相邻的血管较多，所以拔智齿也有损伤小血管的风险，术后要观察是否有止不住的出血。人一般看到出血都会很紧张很害怕，拔牙后2天内，唾液中带少量血丝都属于正常现象，若出现伤口剧烈疼痛或出血较多的情况就及时来找医生看看是否有血管的损伤。如果有出血千万不要害怕，结扎止血或者填塞止血都可以让智齿区域停止出血。不要因为出血而惊慌失措，因为即使智齿术后出血也只是渗血，这点儿血量是不会导致严重后果的，只要及时去找医生止血即可。

由于智齿拔除难度较大，张嘴时间较长，可能拔牙过后会有关节不适。有些人可能出现张不开嘴的现象，有些人可能出现张口时关节区疼痛的症状，这些短暂存在的症状都是张嘴时间过长导致的一过性损伤，随着伤口的恢复，关节的不适也可以逐渐恢复。关节区局部的热敷可以促进张口不适的改善。

拔智齿后一般可以不吃药。但是如果拔牙时间较长，创伤较大，或者全身情况较差时，感染的风险就会增加，应口服抗生素预防感染。如果出现拔牙后疼痛，也可以口服止疼药来缓解疼痛。拔智齿后的疼痛一般来说都是可以接受的，并且是逐渐减轻的。如果拔牙后出现了反复发作、难以忍受的疼痛，可能说明伤口有感染，或者出现干槽症，这时需要及时就诊，检查处置。

通过这一章的讲解，你是否对智齿有了更深的了解？智齿再也不是那个让你琢磨不透啥时候又发炎的"小妖精"了！随着生活质量持续向好，我们的咀嚼系统持续退化，智齿阻生的风险持续增加，需要拔除智齿的比例持续升高，但口腔医生的理念和设备不断进步，微创拔牙已经逐渐被医生应用于日常治疗中，以最小的创伤来拔除阻生牙的理念逐渐深入人心。所以放下以往的心理负担，早日来解决智齿的痛吧！

第三章

牙周病
——你以为只是牙龈出血？

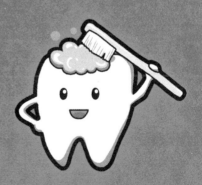

一位患者的网上问诊让人哭笑不得："前几天牙龈出血，一直出到现在，不知道什么原因。以前刷牙经常出血，所以很少刷牙。"这位患者把牙龈出血的原因怪在了刷牙上，认为刷牙导致牙龈出血，不刷牙的话牙龈就不会出血，因此放弃了口腔保健最重要的方法——刷牙。这和掩耳盗铃有异曲同工之意味。

实际上这并不只是这位患者的困扰，大家也不要去笑话他。大部分人都觉得牙龈出血的原因是牙刷毛太硬、刷牙太使劲、牙膏用得不好、上火……都认为是外界因素导致牙龈出血。只要刷牙轻点，避开出血的位点，换个软毛牙刷，换种牙膏，多吃水果蔬菜，就可以让牙龈停止出血，丝毫没有怀疑自己的牙龈是不是真的有问题。

我们来对照一下世界卫生组织（WHO）1981 年制定的**牙齿健康标准：牙齿清洁；无龋洞；无疼痛感；牙龈颜色正常；无出血现象**。凡是有一条不符合，就说明牙齿不够健康。按照这个标准，我国达到牙齿健康标准的人口不足 1%。

牙龈出血是成年人遇到的最常见的口腔问题，由于太过常见，并且不疼不痒，所以很多人都不认为这是一种疾病。牙龈出血作为牙周病最常见的症状，代表我们的牙龈现在处于炎症状态，只是这种炎症是慢性炎症。区别于急性炎症有肿胀疼痛的表现，慢性炎症并没有红肿热痛的症状，甚至没有明显的症状，但并不代表疾病不严重。实际上，牙周炎在发展的过程中，几乎一直都以这种不声不响的形式逐渐恶化。到了牙周病晚期牙齿松动的时候，有人很无辜地说："我的牙从来没疼过，怎么就留不住了呢？"大家可千万不要被表面上不疼不痒的假象所迷惑。牙齿既可以轰轰烈烈地经过无数次牙疼最终崩解而亡，也可以被悄无声息的牙周病带走，不带一丝痛苦。**牙龈出血就说明我们有牙周病。**

第一节　什么是牙周病?

　　牙周病就是指累及牙齿周围支持组织的疾病，而不是牙齿本身的问题。我们最常遇到的牙龈出血、牙龈肿痛、牙结石堆积、口臭、牙龈退缩，甚至牙齿松动这些临床症状，都是牙周病导致的。

　　常见的牙周病包括牙龈炎和牙周炎（见图3-1），二者的区别在于：牙龈炎是牙周病的早期阶段，病变只局限于牙龈，通常症状就是牙龈出血红肿，牙槽骨没有受累吸收，牙龈炎治疗后症状是可逆的，牙周可以恢复完全健康状态；而牙周炎不仅牙龈有炎症，牙龈下方的牙槽骨也有吸收变低，表现在牙齿上就是牙龈退缩牙根暴露，并且这种改变是不可逆的。不可逆的意思就是牙槽骨只会不断吸收降低，而不会重新长高再包裹牙齿，最终的结局只有松动脱落一条路。

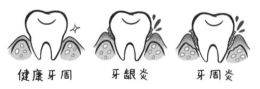

健康牙周　　　牙龈炎　　　牙周炎

图 3-1　患牙龈炎、牙周炎的牙周与健康牙周的结构、外观对比

让我们依次来聊聊牙周病的各种症状。

1. 牙结石

长时间清洁不到的牙菌斑在唾液中钙镁离子的浸泡下会逐渐钙化成硬板，这就是牙结石。牙结石不仅本身阻碍牙周的彻底清洁，还可能继续吸附细菌让牙龈进一步发炎。当身体抵抗力低下的时候，慢性炎症会急性发作，就是我们说的牙龈肿痛。

2. 口臭

口臭的种类很多，主要分为全身因素和局部因素导致的口臭。

全身因素包括：胃肠消化不良引起的酸臭味、糖尿病酮症酸中毒引起的丙酮味，以及鼻炎、扁桃体炎化脓产生的臭味等。

绝大多数成人口臭都来源于口腔本身。我们的口腔中有大量的细菌，是一个小型的生态系统。这些细菌中有对牙齿健康有好处的好细菌，也有可以导致龋齿、牙周病等的坏细菌，其中牙周致病菌就是一种坏细菌，在代谢过程中会产生臭味。当口腔卫生差的时候，牙周致病菌的群落逐渐繁衍壮大，成为口腔菌群的主导，它们形成的味道也会逐渐支配整个口腔，这就是我们最常见的口臭。局部因素是最容易发现或排除的，我们应该首先经过检查治疗排除或消灭口源性口臭，再去查全身因素导致的口臭。经过口腔治疗后，口臭往往就已经消失了。

3. 牙龈退缩、牙齿松动

当牙周致病菌不断沿着牙龈继续深入的时候，就开始侵蚀牙槽骨。牙槽骨不断吸收，外表的牙龈也就开始退缩，最终牙缝变大。在牙龈和牙槽骨一直沿着牙根不断退缩的过程中，牙根逐渐暴露，牙齿会越来越长，长在骨头里的牙根会越来越短，这就开始出现牙齿松动。最终后果，也是最严重的后果，就是牙齿自然脱落。

很多人认为牙掉了就掉了，镶假牙就好，何必再去治疗。要知道镶假牙也不是一劳永逸的，真牙可以坏掉，假牙也一样。镶假牙需要一辈子不断花钱和时间去更换新的假牙，况且，任何假牙都不如自己的真牙舒适和美观。拥有一口健康的真牙永远都是一笔宝贵的财富。

第二节　牙周病是什么原因导致的？

是老了就会掉牙吗？才不是。因为我们年轻的时候就有牙周病，牙周病不断发展，到了老年，正是牙周病的晚期，牙齿才会逐渐出现松动脱落的现象。如果年轻人有牙周病，并且进展迅速，30多岁就有可能牙齿都掉光！很多老年人没有牙周病，也都有一口坚固的好牙呢！

那么原因到底是什么呢？答案很简单——刷牙刷得不干净。

不要不敢相信。请诚实地告诉我：你每天刷牙几分钟？你把牙齿的各个面都清洁干净了吗？有的人问我刷牙还要刷牙龈的吗？天呐，不刷牙龈的刷牙就是耍流氓。牙齿清洁不干净，表面就会沉积食物残渣，尤其在挨着牙龈的部分更容易清洁不到位。这些食物残渣被牙周致病菌消化，最终这些食物残渣和细菌本体黏附在牙齿表面，形成了牙菌斑，牙菌斑就是牙周疾病的始动因素和罪魁祸首，如图3-2所示。

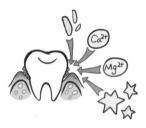

图 3-2　长时间清洁不到的牙菌斑在含有钙、镁离子的唾液的浸
泡下逐渐钙化，形成牙结石

　　牙菌斑到底是什么东西，为什么对牙周的危害这
么大？牙菌斑不是由一种细菌组成的，而是由多种细
菌分层排列，形成一种特殊的三维立体结构。打个比方，
牙菌斑就像一个军团，不是单个士兵骁勇善战，而是
士兵们排成了八卦阵。这个阵法的强大之处比同样人
数的士兵简单排列在一起厉害多了，不仅防御能力强，
进攻能力也强。牙菌斑不像食物残渣可以通过漱口而
脱落，它的毒力更强，对牙周组织的破坏能力也更强。

　　但是牙菌斑害怕什么呢？害怕刷牙。彻底刷牙，
就可以消灭掉牙菌斑。但就像我们打扫卫生一样，并
不是打扫完，屋子就可以一直保持清洁。牙菌斑一直
在不断形成，12～24小时牙菌斑的菌落就会发展成熟，
这也就意味着，我们一天至少要刷两次牙，才能阻止
牙菌斑在我们牙面定植。

怎样知道牙齿哪里刷得不干净呢？使用菌斑显示剂漱口，就会发现，刷干净的牙面不残留显示剂的染色，没刷干净有菌斑的牙面就会残留显示剂的染色，如图 3-3 所示。因为牙菌斑是白色的，刷不干净也看不出来，所以我们每天往往是"假装刷牙"。如果牙菌斑真的是有颜色的，那么你一定不好意思不刷干净牙齿就出门的。有了菌斑显示剂，让菌斑无处遁形，那么刷干净也就没那么困难了。

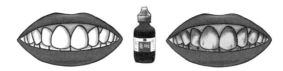

图 3-3　菌斑显示剂的使用效果

第三节　得了牙周病怎么办?

郝医生从两个方面来说这个问题：一方面是预防；一方面是治疗。

1. 牙周病怎么预防呢?

上文提到牙周病的原因就是刷牙不干净，那么预防方法就是把牙刷干净！究竟什么是正确高效的刷牙方式呢？我们推荐巴氏刷牙法（见图3-4）。牙刷毛的方向要和牙齿成45°角，轻轻插入牙齿和牙龈交界处，水平颤动牙刷，振幅要小，每个位点颤动20～30次，这样就把牙龈沟里面的脏东西都刷干净了，最后再向咬合面拂刷。上下前牙不方便的地方可以把牙刷竖起来刷，刷牙方向是竖着沿着牙龈向咬合面刷。牙齿外侧和内侧同样都需要牙刷毛插入牙龈沟水平颤动。电动牙刷的高频颤动就模拟了水平颤动，但是前提是你得把电动牙刷的刷毛插入到牙齿和牙龈交界的龈沟内，电动牙刷才起作用。水平颤动的意思就是横着颤动，但是绝不是横着拉锯。颤动和拉锯的区别在于刷牙幅度的大小。拉锯的刷牙方式不仅容易把牙齿锯出楔状缺损，还刷不干净牙齿，脏东西还是会留在牙齿缝中间。

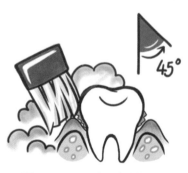

图3-4　巴氏刷牙法（推荐）

除了刷牙外，**牙线**也是最值得推荐的牙周保健用具（见图 3-5）。因为牙刷能清洁的范围包括牙齿的颊面、舌面和咬合面，但是牙齿与牙齿之间的邻面是几乎清洁不到的。牙线的使用可以弥补刷牙的盲区。牙线的使用方法是，取一段牙线，分别缠到左手和右手食指，一只手在口内，一只手在口外，把牙线从牙齿邻面放进去，通过邻面接触点的时候可能会费一点劲，然后把两颗牙齿的邻面都用牙线提拉的方式清洁干净。

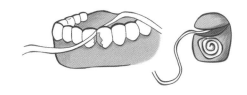

图 3-5　使用牙线清洁牙齿邻面

漱口水是口腔卫生维护的辅助手段。辅助的意思就是指它不能替代刷牙，因为牙菌斑是不能靠漱口漱掉的，牙菌斑需要依靠机械摩擦才能去掉。但是漱口水对于致病菌有抑制作用，还能清新口气，大家可以放心大胆使用。

最后推荐**冲牙器**这个牙周维护的神器。冲牙器又叫做水牙线，是用一定压力的水柱对牙齿和周围的牙龈进行清洁的一种用具，所以使用的时候要对着牙龈沟和牙齿邻面的间隙进行冲洗才能最大化冲牙器的效果，而不是单纯只冲洗牙齿。做正畸的朋友们，冲牙器对不易用牙刷清洁到的托槽和牙面帮助会很大，强烈推荐！当我看到有人给冲牙器差评并且原因是力量太大会导致牙龈出血的时候，我心里默默为这位买家感到遗憾。牙龈出血不能怪冲牙器，要怪自己的牙周不健康。还是那句话，身体没有哪个健康的器官是一碰就出血的。那么我们一旦碰上牙龈出血，甚至有了更严重的牙周病，该怎么办呢？

2. 牙周病的治疗

如果你已经罹患牙周病，一定要去医院看医生！牙周病的治疗方式叫作**牙周基础治疗**，包括口腔卫生指导、龈上洁治、龈下刮治和根面平整。口腔卫生指导的意思就是教你怎么刷牙，并且在以后的复诊中对刷牙习惯和刷牙效果强化强化再强化！**日常刷牙维护对于牙周病的治疗相当关键**。日常维护不认真，再来医院进行多少次治疗都没用。

龈上洁治就是我们常说的洗牙，用超声洁牙机工作尖把牙龈周围的牙结石清理干净。去除了致病因素就可以治疗牙周病,让牙龈恢复色粉质韧的健康状态。更严重一些的牙周病不仅在牙龈周围有牙结石,在更深部的牙周袋也有牙结石,这就需要我们用特殊的器械伸到牙龈下面刮除牙根表面的结石,称为龈下刮治。在刮治时,刮治器不仅可以刮掉根面的牙石,还可以刮掉一些病变的牙骨质,使牙根表面变得更光滑,防止结石的再沉积,这就是根面平整。但总的来说,牙周治疗的方法与刷牙是一样的原理:把牙龈周围的脏东西彻底清理干净。

当我们自己或父母患有更严重的牙周病该怎么办呢?牙齿出现松动,甚至移位,牙齿出现间隙,牙齿缺失,我们需要接受**系统性牙周治疗**。

系统性牙周治疗包括:

1)**牙周基础治疗**。

2)**牙周手术治疗**:是指基础治疗疗效不好的情况下,手术翻开牙龈在直视条件下清理干净龈下的脏东西,以及为了建立更易于口腔卫生维护的牙槽骨和牙龈形态的手术。

3)**牙周病的修复治疗**:是指因为牙周病导致缺牙的患者需要镶牙,否则剩余的牙齿太少,本来应该由全口牙齿承担的咬合力加在了剩余较少的牙齿上,这些剩余的牙齿受力过度，也更容易出现松动甚至脱落。早期修复缺失牙对于牙周病患者剩余牙齿的保存有着重要的意义。

4）**牙周病的正畸治疗**：是指由于牙周病导致的牙齿移位，可以通过正畸治疗来重新排齐牙齿关闭间隙。是的，你没听错，不仅牙周健康的人可以进行正畸治疗，牙周病患者也可以进行正畸治疗，但前提是牙周病必须得到控制。正畸治疗不仅可以解除牙齿移位后导致的咬合创伤，排齐的牙齿也更利于口腔卫生的维护，还能促进牙周组织的恢复，是一举多得的好办法。

5）**牙周维护治疗**：牙周病不会被治愈，但是可以通过治疗和维护控制其发展。牙周需要终身维护，包括日复一日地认真刷牙，以及定期的牙周医生复诊。刷牙总会有开小差的时候，所以定期的牙周维护就是让牙周一直处于被监控的状态，如果有问题可以及时给牙周恶化踩刹车。

总结起来，牙周病的治疗包括**日常认真维护**（就是认真刷牙）加上定期的**牙周维护治疗**，二者缺一不可。

第四节 关于牙周病的认知误区

人们对牙周病的防治存在很多认知误区，郝医生挑几个最深入人心的观点，来批判一下吧！

1）只有牙疼才需要看医生，牙不疼就不要去看医生。那么对于牙周病，几乎一直都不出现牙疼的症状。牙龈出血只是牙周病最容易发现的症状，**症状出现时就应当及时就医**！

2）牙齿松了再去看医生，能不能给固定一下？除了急性炎症期导致的牙齿松动在急性炎症好了之后牙齿松动度会恢复一点儿外，**慢性炎症导致的牙齿松动几乎是不可逆的**。牙齿松动的原因不是牙齿本身坏了，而是牙齿周围的牙槽骨都吸收变低了，消失的牙槽骨不会长回来，所以牙齿一旦出现松动，就回不来了，最终迟早会面临拔除的悲剧。

3）每天都刷牙，还刷好几次，为什么还会得牙周病？那是因为**刷牙并不等于刷干净牙**。虽然说刷牙次数多意味着口腔卫生相对更好，但是牙周最终情况取决于牙齿周围的绝对干净程度。如果每天刷牙很多次，但是每次刷牙都很马虎，实际上牙齿刷得并不干净。

另外，再认真地刷牙，包括口腔医生自己，都有很难清洁干净的死角，这些死角就是我们容易得牙周病的位点。

4）牙龈一碰就出血，那不刷牙龈，就不会出血了。牙龈肿痛的时候牙刷不碰牙龈就不疼了。这些都是不对的，出血和肿痛都是因为没有刷干净造成的局部炎症，更加需要我们仔细清洁。也就是说，牙龈越出血，越肿痛，我们要更仔细地清洁出血和肿痛的位点，这些出血和肿痛才会好得快。

5）长期口臭是胃不好，吃的不合适，消化不好，与牙周没什么关系。口臭其实都是来源于细菌代谢产生的臭味，但是不同致病菌的臭味不完全相同。其实，牙周病是口臭最重要的局部因素，也是最容易检查发现或排除的疾病。我们确定牙周没有问题，排除了局部因素后，再去考虑胃肠消化等全身因素，这才是最高效率解决口臭的办法。

6）洗牙和牙线会把牙缝变大。其实是牙结石等原因导致了牙周病，并且已经有牙槽骨吸收了。牙缝在洗牙之前已经出现了，只不过是被发炎肿胀的牙龈和周围大量的牙结石堵住，让您感受不到这些牙缝的存在。洗牙也好，牙线也好，都是有助于清洁干净牙齿，让牙龈炎症消退的方式。这时候之前的牙槽骨吸收导致的牙缝就显现出来了。所以洗牙不会让你的牙缝变大，只是让已有的牙缝显现出来。

牙周病患病率非常高，并且危害很大，不予重视可能最终导致牙齿松动脱落。牙周病重在预防，因此无论怎样认真刷牙都不为过，要用各种各样的工具来好好维护牙齿清洁。得了牙周病要积极治疗，防止恶化，并且定期维护。在口腔保健领域，如果没有医生的定期检查，始终还是差一步。了解牙周病并不是让你远离医生，而是希望除了认真地自我维护外，花少量的时间和金钱去预防、检查，把问题都扼杀在摇篮里。不要到想起看牙的时候却为时已晚，只能拔牙了，那样的费用和痛苦都远比预防大得多。从现在起希望大家善待自己和亲人，养成定期进行口腔检查的良好习惯，这会让全家都受益终身。

经过本章的讲解，你知道不能再对牙龈出血不闻不问、不管不顾了吧？

第四章

口腔黏膜病
——龇牙咧嘴为哪般？

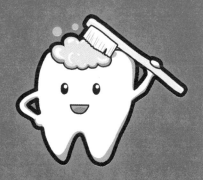

除了牙齿和牙龈，口腔中还有一种组织大量存在，那就是口腔黏膜。发生在口腔黏膜的那些疾病，叫作口腔黏膜病。听起来，这个疾病好像都没听说过，我说一个病大家都会恍然大悟——口腔溃疡，原来黏膜病就在自己的身边。

　　实际上，除了口腔溃疡，还有很多发生在口腔黏膜的疾病，由于它们病因不同，表现多样，疾病的诊断对于医生来说有时会非常困难，更别提治疗了。如果你的口腔黏膜不舒服，千万不要自以为是乱吃药，吃的药如果不合适，不仅对缓解病情没有帮助，反而会加重病情。下面就简要介绍一下常见的口腔黏膜病，让大家对黏膜病有基本的认识。遇到了之后知道什么情况下可以不去看医生，什么情况下需要尽快去医院诊治。

第一节　溃疡类黏膜病

口腔溃疡（见图 4-1）是最常见的黏膜病，虽然是个小病，但是它强烈影响人的状态，因为它非常疼，吃饭、刷牙，甚至说话都疼。有的人甚至会终身反复出现口腔溃疡。长溃疡的时候简直痛不欲生，相信很多人都有过这样的经历。

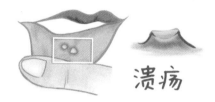

图 4-1　最常见的黏膜病——口腔溃疡

1. 复发性口腔溃疡

复发性口腔溃疡的病因至今也没有找到，在浩瀚的病因假说中，我们来找找口腔溃疡发病原因的蛛丝马迹。

1）口腔溃疡和个人的体质有关系，有的人天生容易长溃疡，而有的人天生不容易长。中医里讲，阴液亏损导致阳亢假象的人，容易长口腔溃疡，所以采用滋阴药可以治疗口腔溃疡，常见的口炎清颗粒就是这种类型的中药。当然还有一种真性阳亢的人也可能出现口腔溃疡。除了去看中医以外，还有很多免疫调节药可以用来调整体质，对于溃疡的改善可能会有帮助。

2）口腔溃疡和心理状态有极大的关系。我们把很多黏膜病和皮肤病都叫作心身疾病，意思就是心理状态会显著影响身体的状态。比如要考试了、年底要考核了，压力大了，就会出现口腔溃疡。一旦考试过去了，压力没了，休息好了，几天之内溃疡就会好。所以好好休息，放松心情，是口腔溃疡最好的治疗方式。

针对复发性口腔溃疡的发生，不经常发作的溃疡可以不用治疗，疼痛的话可以局部用药和用漱口水漱口，严重的、反复发作的溃疡会影响人的精神状态，最好去医院进行诊治。

治疗原则有两条：一是缩短溃疡的发作周期；二是延长溃疡的发作间期。长溃疡的时候让它快点儿好，尽量延长不长溃疡的时间。免疫调节、滋阴降火就是延长溃疡周期的方法，可以去看中医进行调理。

溃疡的另一个治疗原则是减少溃疡疼痛，促进溃疡愈合。首先，刷干净牙是必须的，因为口腔卫生是溃疡愈合的局部因素，食物残渣刺激溃疡局部会导致愈合延迟。其次，溃疡局部涂抹糖皮质激素是非常有效的方法，很多溃疡膜、溃疡贴中都含有糖皮质激素，有助于溃疡的快速愈合，有些溃疡糊剂中还含有中药成分，带来清凉感的同时明显缓解疼痛。最后，口腔激光照射溃疡面对减轻溃疡疼痛、加快溃疡愈合非常有效。

民间有各种偏方治疗口腔溃疡。有些人在溃疡面撒盐撒糖，有些人吃猕猴桃，有些人含漱白酒，有些人把维生素 C 片直接压在溃疡面，有些人吃消炎药，有些人喝浓茶水……有些貌似很管用，但都不是靠谱的办法。首先，需要强调的是，消炎药对口腔溃疡没有任何帮助；其次，高浓度的任何溶液、维生素 C 溶液、糖水、盐水对口腔溃疡都没有作用，反而会增加溃疡面的疼痛，烧灼溃疡面的黏膜，甚至造成更大的溃疡。我曾经在临床上见到一个神奇的大溃疡病例：患者下唇内侧可见 3cm×5cm 大溃疡面，仔细询问了病史，才知道原来在下唇内侧只是一个小溃疡，患者把维生素 C 片放在溃疡面上，结果溃疡越来越大。因为下唇内侧的口腔前庭很少会有唾液进入，高浓度的维生素 C

烧灼黏膜，不仅让溃疡无法愈合，还产生了更大的溃疡。而治疗方法则是用清水漱口，降低局部药物的浓度，几天以后溃疡就愈合了。所以千万不要把维 C 片直接放在溃疡面上！

2. 创伤性溃疡

看到创伤性溃疡这几个字，我们立刻就可以理解，这种溃疡是由于创伤导致的，也就是说有东西划破我们的黏膜造成的溃疡。治疗方法也很明确：消除这些创伤，溃疡很快就可以愈合。

哪些人群和哪些东西可以造成创伤性溃疡呢？

易发创伤性溃疡的人群，一类是婴幼儿；一类是老年人。

出现在婴幼儿上腭后部的溃疡，多半是由于长期吮吸手指或者不合适的人工安抚奶嘴造成的。让孩子改正吮吸手指的不良习惯，或者换用柔软的人工安抚奶嘴，溃疡很快就可以愈合。还有一种溃疡好发于舌系带，舌系带就是舌头下面连着口底的一条纤维。孩子刚刚长出来的下前牙可能比较锋利，下前牙就很容易对舌系带造成损伤。如果舌系带较短，把舌系带剪断修整一下，溃疡很快就会愈合。

老年人口腔里牙齿的情况比较复杂，很多重度磨耗的牙齿，也有很多带尖锐钩子的各种假牙，甚至各种残根残冠过于锋利，都可能划伤黏膜。相应的治疗就是除掉残根残冠，不能耐受拔牙的老人需要把锋利的牙尖磨圆钝，防止划伤黏膜。

3. 癌性溃疡

上面提到的溃疡可以发生于口腔黏膜的任何部位，但是每次溃疡的位置都不一样，不会在一个位置反复溃疡，愈合后基本不会留下瘢痕。这些溃疡都是小事儿，因为无论发生多少次溃疡，复发性口腔溃疡这种疾病永远不会癌变！

但有一种溃疡，单个溃疡在一个位置长期不愈合，这就需要警惕了，有可能是肿瘤生长导致的溃疡。如何鉴别普通的口腔溃疡和癌性溃疡呢？癌性溃疡一般发作超过了两周都不愈合，另外这种溃疡是因为深部的组织发生了癌变才导致表面的溃疡产生，我们用手感受一下溃疡的基底，如果是柔软的、可以移动的黏膜，那么就基本确定只是普通的溃疡；如果溃疡的基底有硬结，并且不能移动，位置固定，那么这个溃疡不太好，建议赶紧去医院进行检查。

4.其他溃疡

还有一些溃疡是全身疾病在口腔中的反映，我们需要关注一下我们身体的其他部位是否也有溃疡，眼睛是否有不舒服的症状，如果同时有这些症状，就要怀疑是否有全身疾病，建议到医院做进一步检查。

第二节　感染性黏膜病

通常来讲，一个抵抗力正常的成年人的口腔黏膜是不太容易被感染的，因此感染性的口腔黏膜病多发生于抵抗力不足的婴幼儿和老年人。如果家里有小孩和老人的，可以多关注一下孩子和老人日常的吃饭、说话。如果经常龇牙咧嘴，那很可能是黏膜病导致了这些不适，我们早点儿发现这些问题，就可以显著提高他们的生活质量。

1.婴幼儿好发的疾病

1）鹅口疮、雪口病

从这些名字我们就可以想象到，这种疾病的特征就是黏膜或舌头表面覆盖一层白色的绒膜样结构，稍微使劲擦拭可以擦掉，擦掉以后会看到黏膜表面充血发红，这就是典型的**真菌感染——白色念珠菌感染**。白色念珠菌正常存在于我们的口腔中，但是我们对这种真菌有抵抗力。但是抵抗力低下的婴幼儿就有可能遭到这种真菌的侵袭，这种黏膜病好发于 6 个月以内的婴儿身上。他们可能长期使用不卫生的安抚奶嘴，或者其身体瘦弱、抵抗力低下。发病的时候，孩子通常哭闹不止，拒绝吃奶，给妈妈们造成了很大的困扰。孩子究竟为什么不愿意吃奶呢？打开孩子的嘴巴瞧瞧有没有这样的白色绒膜（见图 4-2 左）。

应对这种真菌感染**不能吃抗生素**，因为抗生素只对细菌有杀灭或抑制作用，对真菌没有任何作用。长期用抗生素反而会导致抵抗力低下，造成真菌感染，或者加重真菌感染。**使用抗真菌药一定要按照规范。**这些真菌狡猾得很，用药之后白色绒膜的症状可能很快就可以好转，但是并不意味着这个病就已经彻底治愈。很多家长都觉得"是药三分毒"，一看症状好转就立即停药，但是没过多久，这些白色绒膜就又跑出来了。这样的用药方法是完全错误的。规范的抗真菌药使用方式是症状消失后不要马上停药，还要再用

7～10天。除了用药以外，为了防止再感染，我们还要注意哺乳卫生，对于孩子的奶瓶、奶嘴要进行煮沸消毒，哺乳前用温开水擦拭乳头和宝宝口腔，避免口对口对婴儿喂食。

2）疱疹性龈口炎

这种黏膜病的感染是疱疹病毒导致的，也是在孩子抵抗力低下的时候容易得的黏膜病。这种疾病好发于6个月到2岁的儿童，孩子会有全身不适、哭闹不止的症状，并且伴随典型病毒感染的低烧（37℃～38℃）状态。让孩子张开嘴，在疾病的早期，我们会发现口腔黏膜表面会有很多成簇的小水泡，像满天星一样。如果水泡破裂，就会形成溃疡和糜烂面（见图4-2）。口腔内的溃疡和糜烂也会造成孩子不想吃东西和精神不振。

我们一般不用西药治疗病毒感染，常用的中成药就可以清热解毒，用漱口水和溃疡药进行局部涂擦可以缓解疼痛。让孩子多睡觉，营养跟上，补充B族维生素和维生素C，孩子很快就会好起来。

手足口病也是一种病毒感染性疾病，由于在手掌和足底以及口腔同时出现了病损，所以叫作手足口病。孩子得了手足口病也不要紧张，对于这些病毒感染性疾病，我们的治疗原则都是给孩子足够的营养支持，保持充足睡眠，提高免疫力就可以战胜病毒。

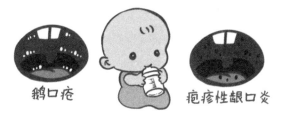

图 4-2　婴儿常发的鹅口疮（真菌感染）与疱疹性龈口炎（病毒

感染）

2. 老年人好发的白色念珠菌病

老年人由于免疫力低，唾液量减少，口腔卫生差，佩戴假牙，也是白色念珠菌这种真菌易感染的人群，但感染的症状和孩子可能有所不同，有的症状和孩子一样，如口腔黏膜内会长白色绒膜，但有的症状不典型，有时候只是黏膜发红，佩戴假牙时黏膜疼痛。佩戴活动假牙是这种黏膜病最明显的诱因，由于假牙和口腔黏膜接触面积非常大，如果不注意假牙的卫生，就很容易引起真菌的感染。除了规范应用抗真菌药外，我们要提醒老人一定注意假牙的清洁，晚上睡觉的时候不要佩戴假牙，而是把假牙泡在清水里。

3. 性传播疾病的口腔黏膜表现

性传播疾病也是细菌、病毒、螺旋体等导致的感染性疾病，随着人类性行为的多样化，口交也成了性传播疾病感染的重要途径。艾滋病的病原体是 HIV 病毒、淋病的病原体是淋球菌（细菌）、梅毒的病原体是梅毒螺旋体。如果被以上病原体感染的性伴侣在发生性行为时出现牙龈出血，还有口腔溃疡等黏膜创口，疾病就有可能通过血液途径传播。我们需要了解这方面知识的原因是我们需要保护自己，如果有了类似病损，就要警惕起来。

艾滋病，又被称为获得性免疫缺陷综合征，是被 HIV 病毒感染导致的免疫缺陷综合征。由于病毒对于免疫系统的攻击，免疫力会越来越低下，更容易发生感染和肿瘤。艾滋病常见的口腔表现有：

1）白色念珠菌病。如果健康年轻人无诱因出现了口腔白色念珠菌病，排除了抵抗力低下的各种原因，应高度警惕为 HIV 感染的可能。

2）舌毛状白斑。位于舌头侧缘的白色或灰色病变，用力也不能擦掉，而且有垂直的皱褶，病变可以延伸到舌腹和舌背。

3）急性坏死溃疡性龈炎。一般人可能多多少少会有慢性龈炎或者慢性牙周炎，主要症状就是牙龈出血。但是抵抗力特别低下的成年人如果出现了这种急性、严重的牙周损害，就要怀疑抵抗力低下的原因，考虑是否有 HIV 感染的可能。

4）卡波西肉瘤。这是艾滋病患者最容易发生的肿瘤。在牙龈或者软硬腭出现的无痛性紫红色隆起的病损。不仅可见于口腔内，在头颈部和四肢皮肤均有可能出现。

梅毒，是由梅毒螺旋体病毒感染导致的全身慢性传染病。

1）一期梅毒。除了在生殖器表现出溃疡和糜烂外，口唇、腭部、咽部也可能出现圆形或椭圆形的无痛性溃疡。

2）二期梅毒。除了全身广泛分布的铜红色斑疹和丘疹以外，唇颊舌也可出现圆形或椭圆形灰白色黏膜斑或丘疹。

3）三期梅毒。除了病毒侵犯全身各种脏器外，舌头、硬腭、软腭、鼻等处也会出现穿孔和缺损。

我们要保护好自己，免于受到这些感染性疾病的侵害。

第三节　斑纹类黏膜病

如果我们口腔黏膜中出现了一些白色花纹以及类似的改变，就需要及时去医院进行诊治，因为这些疾病多数病因不明，但都有癌变的可能，需要引起我们的重视。

1. 口腔扁平苔藓

扁平苔藓是常见的口腔黏膜斑纹类的疾病，它的表现是口腔黏膜上出现了白色珠光色的条纹，有时这些条纹可以充血糜烂出现疼痛，吃刺激性食物的时候会疼痛。患者来的时候都会说不敢吃辣椒，吃辣过后黏膜特别疼，刺激感特别强烈，就像口腔黏膜有伤口一样的感觉。

扁平苔藓也是病因不明，不能根治，但是通过用药可以控制它。由于扁平苔藓的癌变率为 0.4%～2%，所以曾经被称为癌前状态，现在被统称为口腔潜在恶性病变。不要看到恶性病变就害怕，要注意还有"潜在"这两个字，还没有发生的事情我们不要过度担心，我们要做的就是治疗当下的疾病，保持心态平稳。

我们如果罹患扁平苔藓,首先应当放松心情,紧张焦虑的心情也是引发口腔黏膜病的重要原因。所以缓解压力,放下包袱,先给自己放一个小假,可能你的病就会好得特别快。其次,要忌口,忌食辛辣刺激食物。这个病很可能平常控制得很好,但是只要突然吃一次辣味火锅,病马上就会返回来。虽然要远离火锅这些美食,但是控制疾病稳定,使其不复发不是更重要吗?最后,要积极接受治疗,规范用药,定期检查,就可以最大限度地降低癌变的发生。

2. 口腔白斑

白斑也是常见的斑纹类黏膜病,它的表现是口腔黏膜上出现了白色的皱纹纸质地的斑块,轻微突起于口腔黏膜,会有粗糙感,有时可能出现糜烂溃疡导致疼痛。有白斑的患者需要引起警惕,因为白斑的癌变率要高于扁平苔藓,大概是 3% ~ 5%,白斑是一种更危险的口腔黏膜病。经常吸烟、饮酒、咀嚼槟榔等习惯更容易诱发白斑的形成。吸烟就不用说了,是百害而无一利的坏习惯,能少抽就少抽,能戒就戒!这里要强调的是尽快戒掉咀嚼槟榔的习惯!有些地区保留着咀嚼槟榔的习惯,在这些地区,口腔癌的发病率显著高于其他地区。多少患者因为口腔癌要动手术做扩大切除，甚至要切除舌头，以后吃什么东西都没味了……要知道槟榔已经被宣布是一级致癌物！为了自己的健康，请远离槟榔！

总之，口腔中如果见到白色病损，就要尽早到医院进行诊治。

第四节　其他口腔黏膜病

口腔黏膜还会出现很多其他严重的疾病，因为和大多数人的生活较远，这里就不一一介绍。

还有一种常见的疾病叫作血管神经性水肿。这是一种过敏性疾病，人在接触了过敏源之后出现的过敏反应，导致身体局部疏松的组织中出现了迅速的肿胀。发生在口腔的就是血管神经性唇炎，甚至整个面部都会出现肿胀。由于过敏性疾病的病情发展非常迅速，整个面部、口腔黏膜、舌头出现血管神经性水肿，最大的风险是窒息风险。人的气道中段有一部分是没有骨骼支撑的，全部都由软组织组成，因此周围软组织突然出现的肿胀就可能压迫气道，导致呼吸不畅，严重时会出现喉头水肿，甚至窒息。如果我们遇到这种面部突然出现肿胀且发展特别快的情况，一刻都不要耽搁，赶紧吃抗过敏药，并去医院。严重的血管神经性水肿发展迅速，且由于口腔肿胀已经不能口服药物的，就需要赶紧去医院打针输液，这个时候，时间就是生命。

在本章中，郝医生介绍了一些常见的口腔黏膜病。其实黏膜病就在我们的身边，并且有些黏膜病还会有癌变的可能，需要引起我们的重视。口腔黏膜病和全身疾病密切相关，很多口腔黏膜病也是全身疾病的症状之一，很多内科医生也可以看，但是对于口腔内的病损来说，口腔黏膜医生会更加专业，治疗会更加对症、有效。最后，口腔黏膜病有很多也是心身疾病①，如果我们拥有良好的心态，就可以远离口腔黏膜病；如果我们每天忧心忡忡、紧张焦虑，黏膜病可能就会尾随我们而来。所以保持开心永远是最重要的！

---

① 指一组发生发展与心理社会因素密切相关，但以躯体症状表现为主的疾病。

第五章

"脸科"在哪儿
——口腔科还能看这些病?

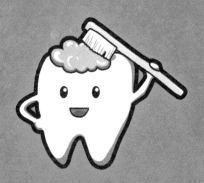

生活中难免会遇到磕磕碰碰，如果我们的脸"破相"了、下巴磕破了、打哈欠下巴脱臼了……应该去哪里看病，看什么科呢？有人会脱口而出，"脸科"！但是话说到一半又突然收回去，想想好像医院里面并没有"脸科"这一科室。小医院可能有五官科，脸上有伤可以去五官科。但是大型三甲医院分科更细，并没有五官科，却有眼科、耳鼻喉科、口腔科，那应该去哪个科室看病呢？

没错，"脸科"指的就是口腔科，更细致一些划分的话，就是口腔颌面外科。图 5-1 就展示了口腔颌面外科所涵盖的面部皮肤、骨骼、肌肉、神经、牙齿等各种结构。

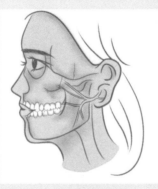

图 5-1　口腔颌面外科包括面部皮肤、骨骼、肌肉、

神经、牙齿等

第一节 口腔颌面外科能看哪些病？

提到口腔科，大家想到的都是看牙的地方。实际上，大家对口腔科的理解太过狭隘了。在口腔的学科分类里，专门有一门二级学科叫作口腔颌面外科。口腔颌面外科是一门诊治面部软组织（唇、舌、黏膜等），颌骨（上、下颌骨）硬组织，牙齿及牙槽骨，颞下颌关节，唾液腺等组织所发生疾病的学科。

用排除法解释一下，头部的颅骨和大脑归神经科诊治，眼睛归眼科诊治，耳朵、鼻子、咽喉归耳鼻喉科诊治，头部剩下的所有组织和器官都归口腔科来诊治。而口腔颌面外科就治疗面部各种组织器官的各类疾病。

1. 拔牙

口腔颌面外科的一个重要分支就是牙槽外科，主要就是拔牙以及开展牙槽骨相关的手术（见图5-2）。不要认为拔牙是一件很简单的事情。牙齿会阻生在任何意想不到的地方，拔牙的难度也各不相同。复杂的智齿、阻生牙、埋伏牙、多生牙的拔牙难度都很高，建议找口腔颌面外科专科医生进行拔除，他们会用自己的专业知识以最微创的方式、最快的速度来完成各种难度的拔牙手术。

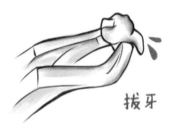

图 5-2　牙槽外科主要处理拔牙和牙槽骨的手术

2. 颌面部肿瘤

随着人口老龄化的到来和环境污染，肿瘤的发病率在逐年上升。肿瘤就是指人体内的某种细胞不受控制地生长产生的瘤子，有些肿瘤由于生长旺盛，还会扩散和转移，被称为恶性肿瘤；而其他不容易侵犯周围组织和向远处转移的称为良性肿瘤。人身体里的任何细胞都可能会出现这样的改变，颌面部也同样可能长肿瘤。

颌面部的组织多样，不仅有来自皮肤和黏膜的口腔癌，还有来自颌骨的肿瘤（见图 5-3），更有来自唾液腺和牙齿源性的各种囊肿或良、恶性肿瘤。

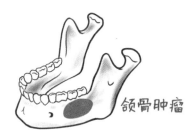

图 5-3　颌骨肿瘤是颌面部肿瘤的一种

　　口腔颌面外科医生会针对临床表现、症状、影像学进行诊断，并且制订治疗计划，选择手术切除、放疗、化疗或者几者相结合，以最优的方式来治疗颌面部肿瘤。

3. 唇腭裂

　　唇裂、腭裂（见图 5-4）以及由此带来的说话问题，还有唇腭裂术后牙齿的矫正，都是由口腔科医生完成的。而唇裂和腭裂的手术修复以及二期整形都是由口腔颌面外科医生来进行的。

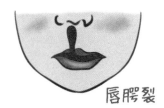

图 5-4　唇腭裂手术修复是由口腔颌面外科进行的

唇腭裂不只是外观上看有畸形，还伴随了口面部肌肉功能的异常。如果唇裂不治疗，嘴唇的闭合功能差，吞咽也会受影响，建议孩子在出生后 3 个月内就接受唇裂修复手术。而腭裂最容易影响的是发音问题，早期对腭裂进行修复可以尽量不影响孩子的发音，建议在孩子出生 6 个月到 12 个月期间通过手术治疗腭裂。

4. 颅颌面畸形 / 牙颌面畸形

"颅颌面畸形 / 牙颌面畸形"这个词听起来吓人，但是实际上在我们生活中随处可见：牙不齐就是牙颌面畸形的一种。很多人只知道牙不齐整牙齿就可以了，但不知道牙不齐有时候也伴随着一定的颌骨畸形，比如上颌前突、上颌后缩、下颌前突、下颌后缩等表现。

很多嘴突的患者都会纠结一个问题，我是牙性嘴突还是骨性嘴突？这个骨性嘴突的意思就是牙齿的问题伴随着下颌后缩的骨骼畸形，虽然牙齿不突，但是看起来显得嘴突。有重度骨骼畸形的患者需要接受"正畸—正颌"联合治疗。正颌手术（见图 5-5）是通过外科方法，改变颌骨的形态，是治疗牙颌面畸形的手段。

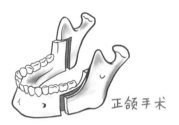

图 5-5　正颌手术就是改善重度牙颌面畸形的手术

5. 颞下颌关节疾病

颞下颌关节就是我们张嘴闭嘴时"挂钩"所处的位置，如图 5-6 阴影部分所示，这个关节就是把下巴连接于颅骨的关节。它位于耳朵前方，在张口时我们可以摸到一块突出的骨头，它就是关节头。颞下颌关节是全身重要的关节，对咀嚼有很重要的作用，而其他关节会出现的问题，颞下颌关节也会出现。

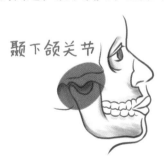

图 5-6　口腔颌面外科可以治疗累及颞下颌关节的各种疾病

有的人小时候关节区受过外伤，导致关节结构破坏，骨质融合，逐渐不能张口，也就是关节强直。颞下颌关节强直导致的张口受限，可以通过手术分开强直的关节，建立正常的关节结构。

很多人都出现过张闭口时关节弹响，或者关节周围肌肉酸痛咬物无力，甚至有时张口受限等症状，这些都是颞下颌关节紊乱病。大部分的颞下颌关节紊乱病可以通过保守治疗来改善症状，但有的患者由于关节盘移位导致的关节吸收，可以通过微创的关节镜手术来恢复关节盘位置，从而逆转关节的吸收。

6. 颌面部创伤

但凡脸上出现的磕碰都可以由口腔颌面外科医生来处理。颌面部不只有皮肤黏膜的破损导致的挫裂伤，还可能有颌骨受暴力导致的骨折，图 5-7 就展示了下颌骨外伤时最容易发生骨折的位置，还有合并的血管损伤、神经损伤、唾液腺及其导管的损伤，对于这些颌面部复杂的解剖结构，口腔颌面外科医生也都擅长处理。

接下来，让我们好好聊聊脸上受伤该如何就诊。

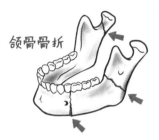

图 5-7 外伤导致的骨折也需要口腔颌面外科医生处理

第二节 面部外伤的首选就诊医院

虽然我们都不希望脸上"挂彩"，但是生活中难免会有磕磕碰碰伤到脸。发生挫伤、擦伤、刀伤、枪炮伤等类似的面部外伤，我们应该去哪里看病呢？曾经有过跨越大半个城市为了去大医院挂急诊，到了大医院却让转院去口腔医院，导致医院和家属闹纠纷的情况。其实，面部外伤应该去看口腔急诊。

1. 车祸造成的全身大外伤首选送综合医院

全身大外伤这种复杂的外伤，我们都有常识要赶紧送往大医院急诊救治，看到出血要赶紧止血，看到骨折要固定不要强行搬运。因为重要脏器的损伤是可能危及生命的，先得保住生命，接着才可以治疗外伤。抢救生命的优先级是要大于外伤的。

但是有些外伤只集中在头面部，身体其他地方没有明显的创伤，比如头部被人用啤酒瓶打了，头面部血流不止。很多人看到血流不止就慌了，会着急止血。颌面部因为血运丰富，所以受到创伤后出血量较大，对出血的关注可能会让大家忽略更重要的创伤。因为脸长在头部，脸上的外伤，最有可能合并颅脑损伤。这个时候首先关注的应该是颅脑是否有损伤，观察受伤者的意识以及意识的变化，而不是面部的出血。颅脑损伤是需要及时处理的，如果没有及时处理，颅内血肿压迫大脑可能造成很严重的后果。

2. 口腔医院是处理颌面部创伤最权威的机构

口腔医院是没有能力进行全身外伤的评估和诊疗的。如果身体重要脏器有伤，要先维持患者生命体征平稳，然后再处理面部外伤。在确定了重要脏器无损伤后就可以进入口腔医院进行颌面部外伤的处理。面部由于血运丰富，恢复能力强，可以在生命体征平稳后的择期手术中再行治疗。颌面部的清洁伤口，最长可以 72 小时内直接缝合。

口腔专科医院分科很细，是处理各种颌面部手术最权威的机构。口腔医院急诊科是处理面部外伤最权威的科室，不仅可以处理颌骨骨折及牙外伤，还可以处理颌面部的间隙感染及各种急症牙疼。而综合医院口腔科只能处理一般的面部外伤，可以对口腔内小的开放性损伤进行清创缝合，但是对大外伤以及颌骨骨折、神经损伤、唾液腺损伤的处理能力有限。因此身体其他地方没有外伤，只有颌面部有外伤（不合并全身损伤的单纯颌面部外伤）首选送口腔医院进行救治。

3. 颌面部外伤的特点和注意事项

口腔和呼吸道有大量的重合，出血和口内分泌物进入呼吸道的风险很大。所以面部外伤需要格外关注患者是否有呼吸道阻塞，在去医院的路上一定要保持呼吸通畅。有些患者在喝醉后受的外伤，呕吐物堵塞气道造成窒息是最大的风险。让患者在送往医院的途中保持面部侧到一边，分泌物呕吐物可以流出来，而不是仰卧，防止分泌物堵塞气道。

颌面部血运丰富，所以受外伤时出血较多，但是血运丰富的好处就是恢复能力强，抗感染能力强。如果遇到面部外伤有部分组织撕裂甚至完全撕脱，也要尽可能保留这些组织，因为丰富的血供带来了良好的恢复能力，这些撕裂的组织都可能存活下来，还能减少术后二期修复面部组织缺损的难度。

高龄患者面部外伤或者面部肿胀时，家属应当向医生告知**患者既往史**，是否有糖尿病、心脏病史等，以评估急诊手术风险大小。

醉酒导致的面部外伤，如果确保全身其他脏器无损伤的情况下，最好等患者**醒酒后就诊**，以防止患者在缝合中呕吐造成伤口污染和感染，防止患者不配合治疗在缝合过程中发生误伤。颌面部血运丰富，恢复能力强，不急在等待醒酒的几个小时。

希望大家一辈子都不会遇到面部外伤，了解急救知识是为了以防万一。遇到面部外伤不要慌张，根据患者病情选择到综合医院先抢救生命还是直接到口腔专科医院就诊，不用再因为挂什么号的问题而耽误路程和时间。

第三节 为什么是口腔科，而不是牙科？

大家不知道"脸科"去口腔科看，是因为大家把口腔科只当成了牙科，以为口腔科只是看牙的地方。其实脸 / 口腔颌面范围也属于口腔的一部分，所以看脸当然要来口腔科。经过上面的介绍，大家是不是终于理解了口腔颌面外科原来这么厉害呢？

但是为什么在中国医院里面看牙的科室叫作口腔科，而不叫作牙科呢？看牙的医生叫作口腔医生，而不是牙医呢？这就要谈谈我们的历史。

中国的学科是怎么划分的呢？中国的学科划分沿袭自苏联模式。我们认为口腔是全身的一部分，就像我们去看呼吸科一样，口腔也是大临床的一部分，而不是单独分出来的牙科。口腔作为全身的一部分，和全身有千丝万缕的关系，因此被称作口腔医学。每个口腔医学生毕业之前都必须学习大临床的知识，首先要成为一名医生，而后才是口腔医生。这是我国老一辈的学者毛燮均教授——北医正畸的奠基人对中国口腔医学所作的贡献。所以，中国特色的口腔医学理念是全世界领先的。

你查看高考填报志愿，会发现是没有牙医学的，只有口腔医学。中国每一个培养出来的从事口腔事业的医生都被叫作口腔医生，而不只是牙医。叫作牙医就否认了老一辈对口腔作为全身重要组成部分的认可。

现在世界上很多热门的研究都集中于口腔与全身疾病的联系上，研究发现，口腔疾病会影响全身情况。想想我们每年9月20日爱牙日"口腔健康，全身健康"的主题，从科普的角度告诉大家要重视口腔健康。口腔作为身体的一部分，对全身的健康有很大的影响。

口腔的范围包括了头部除颅脑、眼耳鼻喉外的所有组织和器官，因此口腔医学也不只是一门研究牙齿的学科。口腔颌面外科作为口腔医学的重要部分，可以用手术的办法来诊治发生于颌面部的各种疾病。大家遇到"脸科"问题都可以咨询口腔医生。

第六章

成人正畸
——年龄不能阻止对美的追求

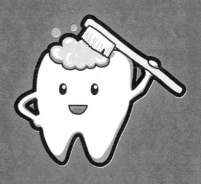

经常有自称"'80/90后'老阿姨"的患者问我，这个年纪还可以正畸吗？郝医生每次都会义正词严地说：你不是老阿姨，你当然可以做正畸。即使你真的是老阿姨，也可以来做正畸！

成人正畸在历史上也并不是禁忌，只是以往成人正畸的需求并没有这么多，让大众误以为正畸只是青少年的专属需求。随着经济水平的不断提高，人们开始有闲钱来打理自己的容貌。二三十岁的成年人，尤其是年轻女性，越来越开始关注自己的牙齿和颜值。媒体和明星起了很大的推广作用：十几年前的明星为了牙齿整齐去磨小牙齿做全口烤瓷牙，这种不健康的"快速矫正"方法迅速风靡全国，也给使用类似烤瓷牙的患者们带来了很多金钱和身体上的痛苦，十几年后的今天，我们医生仍然在处理这些"美容烤瓷冠"的后遗症。如今的明星早已摒弃过去的错误理念，采用正畸的方法来改善牙齿和面部颜值，自从演员Angelababy说正畸让她变成现在的样子后，成人正畸就变得更加流行。体育明星孙杨、傅园慧也用自己的整牙经历为隐形正畸做了真人秀广告，使得成人正畸的知名度越来越高。

但是，网络上也有很多人在控诉正畸治疗的后遗症，写的帖子触目惊心，劝人远离正畸。到底该听谁的呢？这一章郝医生会把这些问题全部抽丝剥茧讲解清楚，让你彻底了解正畸治疗，不被忽悠。

第一节 到底是否需要正畸治疗呢？

说到需求，英文里面有两个类似的单词，一个是 demand，一个是 need。这两个词是有区别的，区别在于 demand 表示患者认为自己有必要做正畸；need 表示医生从专业角度讲认为需要做正畸。

1. 什么是 demand

我们发现有很多日本女明星牙不齐，为什么呢？首先是因为文化差异带来的审美差异。她们觉得有小虎牙、中线不齐等是每个人特殊的标志，是独一无二的，这会使那个人显得更真实，更可爱。人家觉得整齐划一的牙齿并不一定适合自己，有自己的小特色更容易让别人记住自己。所以她们笑得很灿烂，不怕露出自己不齐的牙齿。相对来说，国内的演员大多仍然追求的是牙齿齐的美，牙齿不齐会降低自信程度。老一辈的演员们相对中规中矩，希望牙齿齐才会显得美；伴随着社会的发展，新生代演员正变得越来越有自己的个性。你所看到的很多牙齿不齐的演员都是年轻人。

正畸的 demand 来自于自己对美的理解。有些人觉得有颗虎牙挺可爱的，有些人还喜欢微龅牙，有些人觉得还是牙齿齐最美。如果你觉得牙齿突，在你的脸上并不那么美观，正畸的诉求很强烈，那就跟随自己的内心，选择信任的正畸医生，制订最合适的正畸方案，开启追求美的旅程。正畸之后，更甜美的笑容也会增加你的自信，从而增加你的魅力。

话说整牙和不整牙，同一个人散发出来的气质是不一样的。牙齿不齐会显得很可爱很萌，牙齿齐了以后相对显得成熟稳重。萌萌的是小美女，但能登上国际大舞台的女神可能还是需要整齐的牙齿吧。

牙齿矫正观念也跟社会文化息息相关。在美国，白人小孩都戴着牙套做矫正，认为那是身份和家境的象征，随着社会的发展，很多黑人小孩也开始戴牙套。甚至看美国的动画片，也可以发现动画片里的孩子戴着牙套，这就是一种经济实力展现的文化。如果大家都认为孩子该整牙了和该理发了一样，那么全社会对美的需求就基本一致——牙齿整齐是美。国内的大城市已经形成了整牙的大趋势，以前整牙的孩子会被笑话，被取外号"牙套妹"，现在不整牙的孩子反而成了异类。社会变化真是快！

2. 什么是 need

正畸治疗是一种治疗方式，针对的适应证是牙颌面畸形。虽然绝大多数人都是因为牙齿不齐不美观的主诉进行正畸治疗的，但是不可否认的是，正畸治疗可以治疗因为牙齿、颌骨、面部畸形引起的功能不调的疾病——正畸治疗可以治病。如果医生认为你的错殆畸形已经影响到你的功能，以至于影响到未来牙齿的健康，那么你需要进行正畸治疗，这就是 need。

这里的功能并不是指能不能吃饭，几乎任何错殆畸形都不影响吃饭。这里的功能指的是医生检查的静态和动态咬合功能问题。

整牙齿不能只看牙齿这一个结构，牙齿属于口颌系统的一部分。口颌系统是一个复杂的系统，由骨骼、肌肉、关节、牙齿等各种结构组成，很多结构都是彼此处于平衡状态的。比如开口肌群和闭口肌群的力量应当是平衡的；为了保持头部前后的平衡，脖子前方的肌肉应当和颈部后部的肌肉力量平衡；为了保持头部左右的平衡，面部左侧和右侧的肌肉力量应当是平衡的……如果个别牙位置有问题，骨骼发育有问题，肌肉力量不平衡，那么会牵一发而动全身，导致口颌系统的稳定性降低，长期累积最终导致颈部疼痛、驼背、关节不适等。何况人的口颌系统并不是为了保持平衡静止不动的，还需要做咀嚼运动这种"重体力活"，我们的最大咬合力可能会达到 30 ～ 50kg 的力量，如此大的力量，如果口颌系统中存在微小的创伤，经过成年累月的积累就会不断扩大。

错𬌗畸形真的有这么大的危害？是的。

口颌系统总会有薄弱环节，长期累积的微小创伤总会损伤口颌系统中最薄弱的部分。有的人弱在牙齿咬合面，久而久之就会出现牙齿重度磨耗；有的人弱在牙齿颈部，久而久之就会出现牙齿颈部楔状缺损、牙龈退缩和牙齿敏感；有的人弱在牙周，久而久之就会出现牙龈退缩、牙齿松动甚至牙齿移位；有的人弱在关节，久而久之就会出现关节磨损、弹响和疼痛不适。

牙齿排列的形态应当和牙齿的功能相适应，虎牙牙根最粗最长，是我们的面部支柱。下巴在左右运动的过程中，虎牙应当起到引导的作用。常见由于牙齿拥挤虎牙突在外面，导致别的牙根瘦弱的牙齿承担起超过它常规承受的力量，久而久之这些牙齿就会出现磨耗过重、敏感、楔状缺损甚至松动等状况。

才四五十岁但已经全口重度磨耗的患者，个别牙齿已经磨耗过多暴露出神经，关节不适的情况也比较严重。这样的患者可能需要接受全口牙齿做烤瓷牙的咬合重建，这样的咬合重建不仅花费巨大，治疗疗程也长达一年多，经受的痛苦也很大。如果这样的患者在年轻的时候接受正畸治疗，也许就可以避免复杂的后期治疗。

但有些患者只有轻微的错𬌗畸形，并没有相应的功能损害。这样的病例就没有正畸的必要（need）。但是如果患者有主观改善需求（demand），那也是可以做正畸的。

第二节　成人正畸和青少年正畸有什么区别？

最适合正畸治疗的年龄是 12 岁左右刚换完牙的时候，其次就是"现在"，无论你是年轻人还是老年人。虽然正畸的黄金年龄在 12 岁左右，但是正畸并不是青少年的专利。理论上，只要想做正畸，什么时候都不算晚，正畸并没有绝对的年龄限制。在正畸的过程中，你也可以了解很多口腔保健知识，更新陈腐错误的口腔保健理念，养成良好的口腔卫生维护习惯，可谓一举多得。

虽然这样讲，但是青少年正畸和成人正畸还是有很大区别的。

1）最大的区别就是：**青少年处于生长发育阶段，可塑性超强**。成年人没有生长发育，只能代偿。

很多人对正畸治疗有误解，认为正畸治疗是专门整牙齿的。其实不然，正畸治疗是顺应颌骨的生长发育，让孩子的颌骨发育到正常的一种干预措施。如果孩子的颌骨发育正常，那么我们就要维持这种正常。如果孩子的颌骨发育有异常，那么我们就要用正畸的措施来让骨骼生长发育到正常。

正畸治疗不是整容。我们的治疗目标并不是把眼睛、鼻子、下巴做得更精致更漂亮，正畸的治疗目标是为了让骨骼更加协调，**骨骼协调才是正畸治疗追求的美**。骨骼正常，牙齿怎么做都容易，而骨骼不正常，牙齿怎么做都困难。青少年正畸的优势就在于他们有生长，正畸治疗顺应生长，孩子的面型就会发育良好。

成人没有生长发育，骨骼畸形是既定事实，我们只能在可能有畸形的地基上盖房子。运气好碰到骨骼很标准的人，那牙齿怎么做都漂亮。如果碰到骨骼畸形挺严重，但是牙齿代偿特别好，这就是个很大的"地雷"。很多人不做正畸检查都发现不了自己存在骨骼畸形，甚至严重的骨骼畸形，但是为什么并没有一眼就发现呢？因为牙齿代偿了骨骼的畸形，就是说为了让骨骼的畸形不太明显，牙齿的角度和位置都自行做了调整，牙齿远离了正常的位置变成了异常的角度，但是面型却变得好看起来。如果遇到不懂骨骼的"二把刀"正畸医生，把牙齿按照标准的角度去调整，那么原来的代偿就被破坏了，把患者原来的骨骼畸形给挖掘出来了，做完正畸比没做更难看……很多正畸出现的毛病都是医生的技术问题导致的正畸失败，规范的正畸治疗是可以规避的。

做青少年正畸的医生，一定要懂生长发育规律。做成人正畸的医生，一定要诊断骨型。

2）青少年不仅骨骼在发育，关节也在发育，咬合也在发育。正畸治疗是在建立一个口颌系统的大厦。

成人就不同了，成人口颌系统的咀嚼器官已经建立起一个平衡，不管这个平衡是好的还是不好的，肌肉、咬合、关节已经适应了这样的平衡。打个比方，成人的口颌系统已经建立完整，是个完整的房子，虽然这个房子可能窗户不正，门是歪的，但是好歹"五脏俱全"。正畸治疗要先把原有的房子拆掉，再建立起新的大厦。首先，正畸治疗一定会打破原先已经适应的平衡，建立一个新的平衡。**打破旧平衡和建立新平衡之间就会有风险**——本人能不能适应这个新的平衡。大部分人可以适应，但是少部分人适应能力差，就出现关节不适，甚至关节病。

其次，正畸治疗是相当"不精确"的。正畸治疗只能建立一个看起来是尖窝锁结的咬合关系。相比于牙周膜感受器能感受到零点几毫米的高点，有根头发丝在咬合面上我们都能感受得到，这种精确度正畸治疗达不到。正畸对咬合的调整不会特别精确，让功能尖怎么接触，非功能尖怎么接触，正畸治疗不可能做到。一个好的咬合一定是逐渐咬出来的，逐渐磨合出来的，而不是做出来的，再精确的系统也不可能模拟出人类所有的咀嚼动作和习惯。

正畸治疗后都会面临复发的风险。青少年正畸治疗建立了一个良好的框架让牙齿相互磨合自我调整，直到建立一个完美咬合。而成年人靠短时间内建立的新框架会面临更大的复发风险。我们想尽量降低复发风险，希望牙齿不要动。同时我们又希望牙齿尽快调整，逐渐磨合获得一个完美精确的咬合，这两件事本身就是自相矛盾的。所以成人正畸，究竟要戴多久保持器，一直是一个有争议的话题，有的人站在复发风险大的那一面，主张终身佩戴保持器；有的人站在希望牙齿尽快磨合建立更完美的咬合的那一面，主张和青少年一样，佩戴一段时间就可以。

打破旧平衡，建立新平衡，需要勇气，需要实力，需要适应。

3）青少年口颌系统相对健康，都是换完牙没多久，牙齿和牙周情况相对来说还不错。成年人就不一定了，牙齿在不良口腔卫生维护习惯的环境下越久，出各种口腔问题的概率就越大。成年人多多少少都会伴随一些牙体缺损、牙列缺损、牙周问题。

青少年病例多是一些中重度拥挤、深覆𬌗深覆盖的病例，解决这些问题有标准的处理流程，特别适合初学者学习。刚入门的正畸医生可以通过这样的病例迅速成长。

成人病例，经常会伴随各种缺牙，有的提要求能不能正畸给关上缝①，有的伴随中重度牙周病……口腔

---

① 关上缝的意思是通过牙齿移动的手段，让缺牙间隙两侧的牙齿移动合拢，关闭缺牙间隙。

环境的变差，很难按照常规设计方案，效果也做不到完美，方案里就要面对各种妥协。成人病例并不适合刚入门的正畸医生接诊，因此口腔疾患给学习者带来很多困扰。尤其是初学者，标准正畸治疗病例还没搞清楚，就要处理复杂情况，这真的很难。所以成人还是找更有经验的正畸医生做。

4）**青少年依从性还好**，医生和家长都具有权威性，孩子们顶多是刷牙刷不干净，不好好挂皮筋。

成年患者已经工作，经常因为工作繁忙不按时复诊，不遵医嘱。有些患者还有很多小心思，去网上搜各种病例，看到治疗方法不一致就会怀疑医生的方案。还有人基于社交需求要求必须隐形矫治，有些明明只适合固定矫治的复杂病例也要求必须隐形矫治。有些女患者会在治疗中"意外怀孕"暂停正畸治疗。还有些患者会伴随焦虑等不良心理状态，从而影响治疗的沟通……

给成年人做正畸，需要正畸医生有深厚的内力，无论是技术层面的，还是人文层面的。

第三节　隐形矫治可以替代传统钢牙矫治吗?

如图 6-1 所示,传统的固定矫治就是由钢丝把黏在牙齿上的托槽串在一起组成的矫治器,是风靡全球100 年的正畸矫治方法。近些年来,随着数字化的发展,无托槽隐形矫治器逐渐占领了部分市场,因其美观,方便摘戴,有利于口腔卫生清洁,受到了成年人的欢迎。本节郝医生为大家讲解隐形矫治擅长什么、不擅长什么。

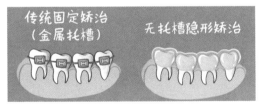

图 6-1　固定矫治和隐形矫治

现在隐形矫治的推广做得风生水起,很多人都认为数字化隐形矫治是更加先进的正畸治疗方式,甚至是最先进的正畸治疗方式,可以避免很多正畸的并发症,纷纷要求接受这样的正畸治疗。

隐形矫治绝对是正畸界跨世纪的创新之作，但是隐形矫治从治疗效果上来讲，还不能完全替代传统钢丝托槽的矫治方法。目前隐形矫治器的适应证正在不断扩展与进步，但是仍然不能满足所有类型的错𬌗畸形的治疗。

隐形矫治是一种矫治器，矫治器就是工具，而正畸治疗的灵魂在于正畸医生，医生如果靠谱，用什么工具都可以做好。医生如果是个"二把刀"，即使做隐形矫治也不可能做好。

1. 隐形矫治器的技术含量是什么？

提到隐形矫治，就不得不提到世界上第一家隐形矫治公司——隐适美（Invisalign）。隐适美公司1997年成立于美国。成立之初，隐适美公司提供两个服务：一个是牙齿移动的软件设计，一个是牙套的批量生产。

正畸治疗很难评估牙齿怎样移动，更别提精确控制牙齿最终的移动位置，所以正畸治疗是不太精确的治疗，这就给正畸治疗的预测和评估带来了很多困难。很多公司都前赴后继地在这方面进行探索，终于，数字化正畸给了我们这样一个机会，能让我们精确预测牙齿的移动。

首先，把牙齿模型通过三维扫描输入电脑中，我们可以拖动鼠标从三维观察牙齿的排列和位置。其次，设计我们希望牙齿移动到达的终末位置。然后依靠一定的规则，比如每次牙齿最多只能移动 0.2mm、每次牙齿扭转最多只能矫正 2°等，设计治疗中的步骤。隐适美公司提供的设计软件就是提供了一个平台进行牙齿移动的设计。在早期，这种设计特别不靠谱，因为懂软件的人是工程师，没学过口腔正畸学，甚至没学过口腔医学，这些人根本不懂牙齿和牙齿移动，最开始设计出来的牙齿移动根本没法用。但是通过工程师和医生的不断沟通、产品迭代、技师的经验增长，隐形矫治的设计有了突飞猛进的发展。近些年，由于隐形矫治的数量出现指数级别的增长，隐适美公司有了病例的大数据，通过大数据分析，可以设计出更好的方案。当然，设计的方案仍然离不开医生的检查和修改。

设计出的牙齿移动步骤，通过 3D 打印，把治疗中每一步的牙齿模型都批量打印出来，并用特殊的材料进行压膜，这个压膜就是我们看到的隐形牙套。这个特殊材料也是隐适美公司的专利之一，矫治器的材料必须符合生物力学的特性，矫正力值应当柔和而稳定，力量衰减要小，同时矫治器又需要一定的刚度。矫治器材料也是目前隐形矫治的研究前沿之一。不同隐形矫治公司的牙套材料也不同。

2. 医生在隐形矫治中的作用

牙齿拥挤的矫正需要获取间隙，间隙的获取通常有 4 种方式：拔牙矫治就是拔除 4 号或者 5 号正畸牙来获取间隙；片切就是磨除少量牙齿缝之间的牙釉质，为牙齿做瘦身来提供间隙；拔掉智齿后推磨牙向后来获取间隙；当牙弓宽度窄的时候需要扩展牙弓来获取间隙。患者适合哪种方式，需要具体情况具体分析，不同医生对同一个患者的正畸设计方案也不尽相同。起码大方向关于拔牙矫治还是不拔牙矫治，片切还是推磨牙向后，都是医生来确定的。

正畸治疗方案设计的优劣首先体现在诊断设计正确的基础上，如果连方向都错了，结果也一定是错的。医生的重要性不仅指的是这个大方向的重要，细节方面也很重要。

1）医生在设计上的重要作用

隐形矫治和传统矫治很大的一个区别是，传统矫治医生可以根据每次的不同情况做相应调整，出现一次情况可以采取一次调整，通过弯钢丝加力来调整；

而隐形矫治设计后牙套是一次性生产完成的，中途能做调整的机会很少，所以精髓都体现在设计上，医生必须能预见到正畸中可能出现的情况，把这些情况提前安排好，都放在牙套里面。

举个例子，拔牙矫治中，关缝中很可能出现覆𬌗加深[①]的情况。传统矫治都是看情况打开咬合，隐形矫治怎么打开咬合呢？一定要设计过矫治[②]。过矫治多少呢？覆𬌗要设计多少过矫治？浅覆𬌗？开𬌗？前牙转矩要不要设计过矫治？设计多少度？会不会有副作用？副作用如何消解？一个没有经验的隐形矫治医生对很多情况都预见不到，中途遇到牙齿移动没有按照计划走，可能就要中途重启[③]。

[①] 覆𬌗就是指上牙盖过下牙的距离。正常的覆𬌗就是上牙盖住下牙不超过下牙长度的三分之一。深覆𬌗就是上牙盖住下牙超过了下牙长度的三分之一。严重的深覆𬌗在咬牙时只能看到上牙，看不到下牙。深覆𬌗是不健康的牙齿咬合，建议正畸治疗打开咬合。

[②] 过矫治：使得矫治的结果比矫正到正常再过量一些的操作。一方面为了防止牙齿轻微复发，因为复发会退回一些矫治的结果；另一方面由于透明牙套的强度不足无法完全达到设计的牙齿移动量，过矫治就是为了弥补矫治器的缺陷要增加更大的移动量才能达到我们需要的牙齿移动。

[③] 矫治器的制作需要先通过采集数字化牙齿模型才能进一步进行设计和生产。如果在戴牙套的过程中牙齿移动出现了和设计方案较大的差异，需要重新采集数字化牙齿模型，再次设计和生产，称为中途重启。

2）医生在评估牙齿移动中的重要作用

虽然说有经验的医生了解隐形矫治牙套的优缺点，可以通过设计提前避免牙齿的意外情况，但是仍然避免不了牙齿脱轨[①]和设计移动不同。

有时候牙齿脱轨的前兆并不是牙齿和牙套不贴合，而体现在覆合覆盖的变化上，或者其他变化。有的医生没有注意到细微的变化，出现了脱轨以后束手无策；有的医生注意到了，增加额外的装置，就可以避免牙齿脱轨的发生。

一般来说，由于隐形矫治设计后一次性完成所有牙套，医生能做的非常少，出现脱轨后能做的也很有限。有经验的医生可以敏锐地发现问题，并且分析出这种牙齿移动脱轨是可以通过增加装置让牙齿重新入轨，还是做任何操作都不能弥补只能中途重启，这些都是要靠积累的经验。

3. 没有医生参与的隐形矫治行不行？

新兴的矫治器公司不愿意再效仿传统的矫治器厂

---

① 隐形矫治需要依靠牙套对牙齿施力，牙套的正确施力取决于牙套首先要完整包裹牙齿，牙套和牙齿完全贴合。如果牙齿和牙套不贴合，中间出现很大间隙，称为脱轨。

家，把自己的前途和命运交给口腔机构的正畸医生，花费高额的时间成本和市场成本去培养医生，等待医生足够熟悉并认可品牌以后，再通过正畸医生向患者推广矫治器品牌。这些公司首先完成的是自身品牌的包装与宣传，并跨过诊所直面消费者，再完成由品牌向平台转化的过程。但这样做一定会遭到医生的唾弃。

完全跳过医生绝对是不妥的做法。正畸医生的愤怒源于哪里？有很多不知情的人认为，是利益原因导致医生抵制越过医生直接和患者接触的隐形矫治公司。如果隐形矫治公司直接卖产品给病人，中间正畸医生没分到钱，因而才会抵制。我是完全不同意这种说法的。作为负责任的医生，是真真切切地关心你的牙齿健康。口腔健康，你要用一辈子的牙齿，绝对不是儿戏。医疗安全何在？在每个医生都需要执业医师资格证的时代下，一个没有行医执照的、不懂正畸的工程师就能决定你的牙齿命运吗？看到失败的病例，医生的第一反应一定是感到痛心。

4. 隐形矫治目前有哪些缺陷？

1）面型美学尚未达到要求

最早期正畸的目标就只有矫正牙齿，牙齿排列整齐，尖窝交错好，上下颌关系正常。后来逐渐关注到骨骼畸形，然后建立了以骨骼为导向的正畸。再后来我们进步到以改善面型为导向的正畸设计和治疗。

面型的改变和原因很复杂，是个没有标准结论的话题。只是牙齿回收就能改善面型吗？并不是。牙齿和面型的矫正可以进行三维方向的调整：前后向、垂直向、横向。嘴突的改善可以通过回收牙齿进行前后向的改善。牙弓狭窄可以通过扩展牙弓进行横向的改善。牙齿暴露过多、露龈笑、脸长可以通过压低牙齿进行垂直向的改善。垂直向的变化对面型改善占比越来越大。有时候一个患者不拔牙，医生也可以靠改变𬌗平面① 把下巴给他做出来。有时候一个面型很好看的人，虽然拔牙了，但是做着做着越来越难看，因为垂直向失控了。

正畸治疗不是只有牙列，还有𬌗平面。𬌗平面的变化引起了前牙和后牙垂直向的变化。隐形矫治设计软件只有牙列，没有牙列的倾斜角度，也就是缺少牙列和面部的相对位置关系，没有垂直向的变化，没有𬌗架。

---

① 𬌗平面：从侧面看咬合平面的倾斜角度，有的人平直，有的人倾斜陡峭一些。𬌗平面的变化对正畸疗效有很大的影响。

2）功能殆尚未达到要求

正畸治疗需要矫治后牙，才能改善功能咬合。并不是看起来的中性关系[①]牙尖交错位就是好的咬合。动态咬合[②]前伸殆后牙无干扰，侧方殆平衡侧无干扰能做到吗？不治疗后牙，不黏最后一颗磨牙，肯定做不到。隐形矫治从推出的一刻起，对后牙的控制就一直是困难的。拔牙矫治为什么难做，就是因为后牙难控制。要做出功能好的咬合，一个能治后牙的矫治器才是合格的矫治器。

3）数字化精确程度尚未达到要求

隐形矫治是一个数字化正畸的产品。数字化本身就是精确化的前提条件。传统正畸是非常模糊的，牙齿移动到什么位置可以预测大致范围，但是预测不到最终位置。数字化可以做到精确设计、精确移动、精确结果。完美的数字化一定要和颅面骨骼连在一起，牙齿长在骨骼上，头颅侧位片上看牙齿的唇倾度，都应该反映在和颅面 CBCT 数据与牙齿数据的组合上。

[①] 中性关系是指牙齿尖窝交错的咬合关系，是正畸治疗追求的完美的静态咬合关系。

[②] 动态咬合是指下牙沿着上牙做前伸运动和向左向右侧方运动时候牙齿的咬合状态。一个好的动态咬合是下牙前伸的时候后牙没有接触；下牙往左侧运动的时候右侧没有牙齿接触。

正畸的最终排列效果要求所有牙齿的牙根尽量平行，有时候牙冠排列整齐，牙根却并不平行。只有影像学检查可以发现牙根的排列是否平行。目前的隐形矫治还没有把牙根数据也加入到牙齿排列设计软件中。高度的数字化可以看到牙齿和牙槽骨的关系以及移动中的变化，从而可以尽量增加医疗安全性。隐形矫治还没达到这样精确的数字化。

但是这些缺陷只是暂时的，随着科技进步，相信这些难关最终都可以克服！

5. 隐形治疗未来的期待有哪些？

1）边界规范亟待建立

全中国的正畸需求太大，但很多医疗资源匮乏的地方根本见不到靠谱的正畸医生，并非所有医生都达到优秀正畸医生的水平，我们能做的就是尽量多分享一些经验，让他们进步更快一些。

在优秀正畸医生资源非常稀缺的情况下，其实应该鼓励大量口腔医生都来尝试隐形矫治，毕竟这是能尽量降低正畸门槛的技术跨越。美好的愿景就是处于头部的隐形矫治公司能带头制定一些规范。如果能做到全科医生对于复杂治疗不要接诊，交给正畸专科医生来接诊。专业正畸医生不会被庞杂的简单病例轰炸，可以专心研究复杂病例，全科医生可以分担各种简单病例，隐形矫治大发展，三方共赢，何乐而不为呢？

2）数字化、人工智能的帮助

正畸其实还是一门很粗糙的学科，有大量的东西都没有完全搞清楚。很多内容在数字化的帮助下会逐渐有所突破。当口内扫描仪就像自拍一样方便的时候，把每个节点都连在一起，就能更清晰地描述牙齿的移动和牙套设计移动的对比，从而进一步改进设计以及牙套的效能。

美可以测量吗？美是一种感受，但是数据足够多的话，美也是可以测量的。数字化浪潮说不定能帮助我们完成对美的定义，收集面部所有数据，可以判断高角病例怎么美，鼻子高的怎么美，下巴突的怎么美。建立一套个性化的美观指标，也不是没有可能。

数字化的数据一旦有足够的数量，再加上人工智能的帮助，也许我们的数字化精确正畸就会更上一层楼。

第四节　保持器到底需要佩戴多久？

国内的正畸医生一般都会随口说保持器要佩戴两年，可是这个两年是从哪里来的？有医学证据吗？没有。

如前所述，成人正畸与青少年正畸有太多的差异和特殊性，因此成人正畸会面临既希望牙齿稳定不动不要再返回到原来旧的咬合模式，又希望牙齿尽快调整建立完美精确咬合的矛盾。

另外，目前的正畸还不太发达。很多情况下错𬌗畸形是口腔内外肌肉不平衡的结果，我们矫正了牙齿，肌功能协调了吗？不一定。所以病因没找到，也没有解决的情况下有可能复发，何况成人的口腔肌肉习惯持续了那么久，需要多少努力才能改变错误的习惯？正畸可能只是治疗了结果，而没有改变病因。另外，正畸注重唇侧的咬合，忽略舌侧的咬合，很多唇侧看起来好的咬合舌侧都是悬空的。正畸在没有做到个体化排牙以及个体化托槽的情况下一定做不到每个人都完美地平衡𬌗咬合接触关系。咬合不完美、不平衡肯定会导致复发。

总结起来，终身保持的原因有两方面，一方面是成人本身的因素太复杂；另一方面是正畸治疗技术不够完善，本身有局限性。在没有解决这两个谜题之前，终身保持就是很可能的医嘱。

那什么是终身保持？终身保持不是今后的每一天都要戴保持器。保持器的佩戴要不断减时间，从最初24小时佩戴，到后面夜间佩戴，再到隔天佩戴，再到一周戴一次、一个月戴一次，这样慢慢摘掉。当你发现，佩戴间隔时间延长了以后，重新戴上保持器会特别紧，那就不能减时间，需要按照当前频率再戴。如果一直减下去都不会紧，基本上就可以脱离保持器。而终身佩戴的意思就是每周或者每个月，你需要拿出你的保持器再戴一天，或者一晚。仅此而已。

第五节　戴牙套可以改变脸型吗？

1. 侧貌的改变

在问这个问题之前，我们首先要知道是否需要改变脸型。虽然正畸可以改变一部分脸型，但医生对脸型的理解和普通人是不一样的，所以准确地说，正畸只会改善那些医学上的不良脸型，坚决维持医学上的良好脸型。大家眼中的脸型，在医学上叫作面型，对于没问题的面型要坚决维持，对于有问题的面型才进行改善，所以不是所有人正畸都要改变面型。

不需要改变的情况：在医生看来，直面型是不需要矫正的。直面型的意思是，在鼻尖和颏部连一条直线，下唇在这条直线上。而这条从鼻尖到下巴颏的连线，叫作审美线。

下唇在这条线外侧和内侧的情况，分别叫突面型和凹面型，对于突面型和凹面型要通过正畸来改善。但是正畸所能改善的面型是有限的，如果是严重骨骼畸形导致的突面型或凹面型，正畸能改善的程度比较小，需要通过正畸正颌联合治疗才能获得较大改善。

嘴突，是一个有多种组合的症状，包括了上牙弓前突、上颌前突、下牙弓前突、下颌后缩等的排列组合。换句话说，嘴突分为骨性前突和牙性前突两类。牙性前突以及不严重的骨性前突可以通过正畸拔牙矫治改善，严重的骨性前突需要正畸正颌联合治疗。具体适合哪种治疗，需要由医生当面检查和影像学检查才能确定。

2. 正面的改变

随着成人正畸比例的增加，大家越来越多关注到正面脸型的改善。很多成年人会提到正畸治疗是否会造成牙套脸。

牙套脸的说法来自民间，表现为：太阳穴凹陷、面颊凹陷、颧骨突出。正畸界并没有一个准确的说法来形容这种变化，并且正畸界也并没有完全搞清楚出现牙套脸的原因。

目前的假说有以下几种：

1）咀嚼肌萎缩。正畸期间由于不能咬硬东西，咀嚼肌会出现废用性的萎缩。面部肌肉的萎缩是导致面部凹陷的原因之一。正畸结束之后有些人恢复了咀嚼习惯，面部的凹陷有所好转，但是有些人的好转不明显。

2）衰老。很奇怪的是，25岁之前的人做正畸几乎没有牙套脸的出现，25岁后的女性有一部分会出现牙套脸的症状。女性在25岁之后逐渐开始出现衰老的症状，面部脂肪流失、胶原蛋白流失都会导致牙套脸的出现，正畸治疗有时候加速了衰老的过程。

3）个体差异。有些患者本身颧骨较高，面部皮下脂肪偏少，更容易出现脂肪流失。

正畸技术还是有很多不先进、没有搞明白的地方。我们推荐尽量早点做正畸，避免牙套脸的出现。如果你的年龄在25岁以上，并且本身颧骨高、面部脂肪少，出现牙套脸的概率会增加，正畸医生的设计就需要尽量考虑不拔牙矫治。如果不幸出现了牙套脸，在正畸治疗后一段时间，如果没有恢复，可以考虑自体脂肪移植或者玻尿酸填充。

第六节　正畸有后遗症吗？

网上流传很多危言耸听的正畸后遗症，是真的还是假的呢？

1. 正畸会不会导致关节病？

正畸就是咬合重建。咬合重建就意味着牙齿、咬合、关节均发生改变，建立新的咬合关系、新的关节关系。人的骨骼一辈子都有改建的能力，关节也是如此。所以这两点都是错误的：一是良好的正畸应当维持原有的关节状态，关节最好什么都不改变；二是关节不能动，只要动了就会造成口颌系统的紊乱，导致关节病和肌肉韧带问题。

正确的观点是：关节有一定的适应和改建能力。当外界的变化处于人的适应范围之内，可以通过关节的改建来适应新的变化。当外界变化过大或者人的适应能力弱的时候，人不能适应关节的变化，就会产生关节紊乱病。

但每个人的适应能力都是不同的，整体服从正态分布，也就是说有小部分人对于咬合的改变是异常敏感的。那么这小部分人有办法提前预判吗？

关节病的诊断是双轴诊断：一个轴是躯体轴，关节本身有弹响、疼痛、运动受限的症状；另一个轴是心理轴，焦虑、紧张都可以显著影响或加重关节本身的不适。换句话说，颞下颌关节紊乱病的患者多半存在焦虑紧张等心理问题。

对于大部分患者，咬合改变都是可以适应的。

什么样的咬合存在功能的问题，需要格外关注，或者建议正畸呢？开𬌗、反𬌗、深覆𬌗。这几种咬合本身就是有问题的，需要改变。因此维持原有的关节状态是不对的，一定要重新建立好的咬合关系，建立新的关节位置和状态。

另外，很多患者之前也有关节的症状，比如弹响，高达 60% 的人都有过张闭口发生弹响的情况。弹响并不会影响什么，也不太影响生活。很多情况下弹响会伴随终身，或者中途突然出现，或者中途突然消失。

美国正畸学会（American Association of Orthodontics，AAO）提出：正畸和关节病并不相关。正畸不能治疗关节病，并不导致关节病，也不加重关节病。

正畸治疗如何对待有关节病史的患者？

1）如果关节存在骨质改变，就不能开始正畸。一定要停止关节髁突吸收后，才能开始改变咬合。

2）如果关节存在弹响，可以进行正畸治疗。只要没有出现疼痛和张口受限，就可以一直进行正畸治疗。对于正畸治疗过程中产生弹响的患者，如果没有疼痛和张口受限，可以继续进行正畸治疗。弹响并不是影响正畸的重要指标。

3）如果正畸过程中出现了关节区疼痛或者张口受限，需要停止正畸治疗，通过理疗等方法缓解关节区疼痛后才可以继续正畸治疗。

2. 正畸会导致牙龈退缩，产生黑三角？

下前牙拥挤是我们经常看到的。拥挤的牙齿和牙齿之间并没有多少牙槽间隔的牙槽骨的，一旦排齐之后，本来牙齿缝之间没有牙槽骨的表现就暴露出来。下前牙正畸后出现了黑三角，你说应该由谁来背黑锅呢？如果不做正畸治疗，也不会出现这个黑三角，所以和正畸治疗应该有关系吧？可是确实是因为先天条件不足，拥挤的下前牙之间本来骨量不足，所以才会导致排齐之后把原来的骨量不足暴露出来。但是青少年正畸怎么就不会出现黑三角呢？因为青少年处在生长发育期，牙槽骨代谢能力超强，所以拥挤的牙齿中间缺少的牙槽骨还可以长出来。这个事儿推给谁好像都挺冤枉的，只能说黑三角的出现不能都让正畸治疗来背锅。

相反，如果正畸治疗前有牙周病，牙齿扇形散开，正畸治疗对于牙周是有好处的。正畸治疗可以消除咬合干扰，为牙周病的恢复建立良好的条件。

3. 正畸会导致牙根吸收？

牙根吸收确实是正畸治疗百分之百会出现的，并且也是不可逆的。但是严重程度取决于以下几点：先天牙根短的更容易出现牙根吸收；受过外伤的牙齿更容易出现牙根吸收；长距离移动的牙齿更容易出现牙根吸收；特发性牙根吸收的患者有先天的牙根吸收易感性；加力过大更容易出现牙根吸收。

总结起来，除了医生加力过大以外，牙根吸收主要和患者的个体差异有关系。但是，绝大部分吸收是由正畸治疗前牙根很尖，变成治疗后牙根圆钝，牙根长度减小1mm左右，没有多少临床意义，是相对安全的。

4. 传统钢丝矫治器可以造成牙釉质损伤？

釉质表面脱矿变白并不是正畸治疗导致的，而是在正畸治疗过程中，没有好好维护口腔卫生造成的。如果刷牙认真仔细，是不会出现这种问题的。被托槽覆盖的牙面拥有健康牙齿的正常颜色，是因为正畸全过程中这块牙面不和外界接触，不会被腐蚀；而托槽四周的牙齿颜色比正常牙齿颜色偏白，甚至出现釉质剥脱，是因为托槽周围的牙齿没有被清洁干净而产生了釉质脱矿，这是早期龋齿的一种表现。我们看到的牙面中央颜色和周围不同，原因不是粘托槽或者打磨损坏了牙面，而是周围坏了一圈，让我们以为是中心的牙面受了损伤。

总结一下，很多正畸失败的案例是由于医生技术的问题。优秀的正畸医生太少，而冒牌的太多。因为隐形矫治的门槛，冒牌医生变得更多了。很多问题在专业的正畸大夫治疗时可以避免，而不够专业的医生治疗时就会出现。这个责任不应该由正畸治疗来承担。排除掉那些技术水平原因造成的失败案例，我们应该这样下结论：

1）完善系统的正畸治疗并没有后遗症。

2）成人正畸还有很多弄不清的地方有待改进，比如存在一些正畸治疗的并发症。有经验的医生可以预见到可能的并发症，提前告诉患者。

3）正畸治疗获得的好处远大于存在的并发症风险。

第七节　正畸治疗为什么这么贵?

正畸治疗确实很贵，并且优秀的正畸资源有越来越贵的趋势。北京的正畸价格和美国正畸价格相比已经相差无几，甚至美国某些城市的隐形矫治价格比北京还便宜。

1）正畸费用是暴利吗？到底贵在哪里了呢？

一方面，正畸医生的培养是一个非常漫长的过程。一个优秀的正畸医生需要至少 5 年大量病例的训练才能基本成熟，所以技术的积累、人力的投资、资源的投入才是正畸治疗最大的费用，而并不是什么材料。选择一个靠谱的正畸医生是最幸运的事情。

另一方面，注册中华口腔医学会正畸专委会的也就三千多人。中国这么大，专业的正畸医生只有这么少，一定是供不应求的。正畸医生的数量增长赶不上患者增长的速度。二胎时代已来临，以后会更缺优秀的正畸医生，可能就算有很多钱都排不到好的正畸医生。看看现在北大口腔医院的正畸专家号，排队半年、一年、两年的，能等得起。以后排队三年五年才能做正畸，你能接受吗？在一个供不应求的社会里，优质正畸医生的费用还会水涨船高。

2）隐形矫治的出现降低了正畸的门槛，但对正畸的价格有正和反两方面作用。

由于隐形矫治的出现，很多全科医生进入了正畸领域，开始做隐形矫治，壮大了正畸医生的队伍。不论他们是否专业，起码缓解了一部分供不应求的局面。医生供给提高，价格就会降低。

但是隐形矫治的出现是伴随数字化正畸的兴起而出现的，技术的更新换代所产生的成本费用也会反作用于市场价格。隐形正畸的材料费高，所以总费用高于传统矫治。

3）这个市场上，便宜自有便宜的道理，消费的时候得多个心眼儿。优秀的正畸医生总是供不应求，当有很多患者选择一位正畸医生的时候，优质医疗资源的价格由于稀缺性会提高。我们需要仔细想一想，打价格战的诊所和医生是不是可能并没有那么受欢迎，才会靠价格而不是手艺来吸引患者。

4）能让人提高幸福指数的，无论是美食、旅游、健康医疗等，都值得我们付费。何况做正畸是一种对颜值的投资。

第七章

缺牙
——救人于危难的义齿

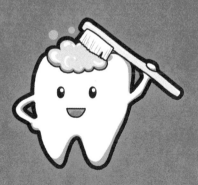

人们总是停不下对美食的追求，尤其在中国。能品尝美食，能用牙齿感知各种食材的质感，硬的、软的、脆的、韧的，就是一种真真切切的幸福。但是很多人习以为常并不以为然，尤其是被"牙疼不是病"这些"老说法"所坑害，觉得牙齿的问题不是大事，忍一忍就过去了。直到他们失去牙齿之后，没法正常地吃饭，才会怀念起牙齿健康吃嘛嘛香的幸福。

义齿，俗称"假牙"，就像把"假腿""假肢"称为"义肢"一样。用来解决牙体缺损和牙列缺损的修复体的总称就叫义齿。曾经义齿还只是老年人的专属，但伴随着脱发、颈椎病、胃病，第一批"90后"的牙齿也不行了……

坊间传闻，一口牙一辆宝马。大家都在感叹每次看完牙之后牙不疼了，但是心疼，钱包也疼。其实看牙的贵并不在于补牙、洗牙、拔牙这些治疗的方面，看牙的昂贵主要体现在修复缺失牙上。小修小补牙齿其实并不贵，但是一旦牙病被耽误了，修复起来就很复杂甚至很困难，价格自然就贵了。如果牙齿缺失，需要靠种植牙来代替原来的牙齿，不论在一线城市还是二三四线城市，优质种植牙的费用几乎都一样，一颗15000元左右，全口28颗牙可不是一辆宝马吗？

首先大家需要调整一下自己的心态，看牙花费不菲的原因是什么。是医生坑了你，还是你没有保护好自己的牙齿？要知道我们的牙齿每天经历的都是炼狱般的生活，时而被火锅这样又热又辣的环境洗礼，时而又被冰爽的啤酒汽水浸淫，时而被醋这样的酸味剂所腐蚀，时而被坚果这样硬度大的食品摩擦，时而被肉筋这样有弹性的食物折磨，时而被致龋菌和牙周致病菌等细菌腐蚀……牙齿在口腔中会受到各种温度变化、化学物质刺激、硬度变化、各种细菌侵蚀的挑战，需要有足够的机械强度和抵抗各种物理化学生物刺激的能力应对，你对你的牙齿呵护好了吗？要不要反思一下？

牙齿一旦坏了，就不得不对其进行修补。经过千挑万选的修复材料才能够满足上面说的各种条件，而且安全无毒，才能放进人的口腔里，即便如此，还是不如"原装"的好。因此口腔医学强烈依赖材料医学的进步来让人感受到牙齿更接近"原装"。选好材料已经很难了，更重要的在于医生的设计。牙齿是要接受强大咀嚼肌力量的考验的，如果力学设计有问题，那么在长年累月的咬合磨炼下，义齿就很可能会崩坏和折裂。别看只是个假牙，技术含量很高。所以看牙之贵，贵在义齿。

第一节 存在"美容冠"吗？

1."美容冠"是部分商家为宣传杜撰出来的概念。口腔医学上通常有烤瓷冠、全瓷冠等概念，但是绝对没有"美容冠"的说法！

那"美容冠"的说法是怎么来的呢？很多人想要牙齿整齐和亮白，但是又嫌正畸治疗的疗程太长，想找更快的"牙齿排齐"方法，一些商家巧妙偷换概念，推出了"七天速效排齐牙齿"的服务。实际上牙齿根本没有排齐，而是把所有牙齿磨小一圈，用做假牙的方法为牙齿戴上牙冠，因为牙冠的形状可以做成任何形状，当然可以做成牙齿整齐的形状，义齿加工厂的加工周期大概一周，因此就产生了这样的"七天牙齿排齐"的宣传文案。专业的口腔医生一定是非常排斥这种治疗方式的。

一个有良心的口腔医生一定很反对牙齿的有创治疗，尤其是在牙齿本身完好无损的情况下对牙齿进行磨除。牙釉质是不可再生的，磨掉了就没有了，为了图牙齿排齐快的一时爽快，导致的是牙釉质的永久丧失。而牙釉质磨损部分以后，牙髓和外界刺激就会变得敏感起来，一不注意就会出现牙髓的感染，出现牙疼的症状。因此很多做"美容冠"的医生为了防止未来可能出现的牙疼，把好牙都先杀神经做了根管治疗，再做牙冠。好好的有神经的牙被杀了神经，这是得不偿失！

2. 什么时候才要考虑磨牙齿做牙冠呢？

在出现牙体缺损的时候，我们才需要做牙冠。常见的牙体缺损原因有：外伤导致牙齿磕掉一部分，牙齿龋齿导致部分崩裂，牙齿根管治疗后缺损过大、抗力减弱……如图 7-1 所示，把牙齿磨小一圈，用一个大一些的牙冠套在这个磨小的基牙上，就可以恢复这颗牙齿的形状和颜色。

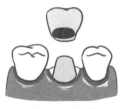

全冠修复

图 7-1　全冠修复就是在磨小的基牙上面套一个牙冠

牙齿受到外伤后如果出现了牙体的折裂，直接补牙行不行？答案是可能行，也可能不行。现在我们补牙常用的材料叫作复合树脂，它通过和牙体组织发生粘接作用从而恢复牙齿的缺损。粘接的强度是有限的，因此什么样的缺损可以用粘接来恢复牙体缺损呢？如果牙齿有个坑，我们用树脂材料把这个坑填起来，那没问题。但是如果牙齿缺损一个角，我们用树脂材料在平地上堆起来一个牙尖，那这个牙尖是无法承受咀嚼的重力作用，很快会崩掉的。这种情况就不适合补牙，而适合用修复体来修复。

所以对于前牙切角缺损的情况，可以考虑用树脂补牙进行修复，因为前牙的咬合力较轻，不容易折断，另外医生会叮嘱不要用前牙啃东西，这才答应给你树脂补牙。要知道前牙树脂美学补牙是一项费时费力有难度的操作，如果花了时间精力和金钱做得特别漂亮的补牙，很快就折断了，不仅你觉得钱白花了，医生也快被气死了。对于后牙牙尖缺损的修复，补牙是肯定不行的，因为咬合力过大，这时就需要牙冠或者高嵌体修复。

根管治疗后的牙齿，由于牙髓腔被清理，根管被预备，牙体组织的抗力显著降低，而且失去牙神经的牙齿就失去了神经血管的滋养，牙齿容易失水变脆，更容易劈裂。为了保护根管治疗后的牙齿防止劈裂，在根管治疗后需要做牙冠对牙齿保护。

如果牙齿缺损大，不仅要做牙冠，在做牙冠之前还要在牙根里面打桩。如果牙冠缺损太大了，不用把牙齿磨小，牙齿就已经很小了，那么做的假牙冠这个帽子就容易脱落了，这时候需要往牙根里面打桩，用桩核恢复部分已经缺损的牙体组织，来增加烤瓷牙牙冠的固位能力。如果牙体缺损小，可以考虑用纤维桩来打桩，如果牙体缺损大，就需要用抗力更强的金属桩来打桩。

3. 除了全冠，牙体缺损还有哪些恢复牙体组织的办法呢？

第一种方法就是树脂补牙，前面已说过，对于前牙的小面积缺损，如图 7-2 所示，可以用美学树脂进行修复。

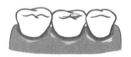

图 7-2　树脂充填小面积缺损

第二种方法就是贴面修复。先回到我们最开始的问题，牙齿不齐，颜色偏黄，形状也不好看，又不建议做"美容冠"，那要怎么改变呢？首先我们需要进行正畸治疗把牙齿排齐。因为如果牙齿不整齐，里出外进，我们需要磨除掉大量的牙体组织，要改变牙齿原来的轴向，制作修复体要掩盖原来的不齐状态才能让牙齿变得看起来整齐。而牙齿已经排齐后，我们只需要磨除掉很小部分的牙釉质，制作修复体。

贴面修复是最微创的牙体修复方法。因为只需要磨除牙齿表面零点几毫米的牙釉质，做出来的修复体像一层薄片一样，可以用粘接剂直接粘在已经预备过的牙齿表面，因此像图 7-3 这样的修复方法叫作贴面修复。贴面的适应证是重度氟斑牙、重度四环素牙等牙齿颜色异常，以及先天过小牙、小面积牙体缺损等牙齿形状异常。如果牙齿只有轻度的颜色偏黄，还是推荐牙齿美白这些无创的方式。只有各种方法均无效的时候才考虑有创的治疗方式，毕竟牙釉质是不可再生的，任何有创的治疗，即使是微创，也要尽量避免。

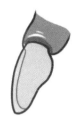

贴面修复

图7-3　贴面修复磨牙量少，修复体像薄片一样粘在牙齿表面

　　第三种方法就是嵌体修复。嵌体是一种嵌入牙体内部，修复牙体缺损的间接修复方式。相比补牙这种直接修复方式（直接在牙齿表面填充树脂的过程就是直接修复），我们需要先制作模型送到技工室加工，生产出来修复体再戴到牙上面的修复过程就是间接修复。我们更推荐在缺损涉及牙齿邻接面的时候使用这种修复方式。在牙齿邻面有缺损的时候，要恢复牙齿邻面一个光滑的弧度，对补牙技术的要求很高。如果补牙不认真，树脂和牙体组织的交界面就不连续，可能会有一坨树脂突出于邻面，形成邻面悬突，进而更容易导致食物残渣积聚，造成继发龋的产生。但是我们制作好模型后，在口外处理，可以把邻牙分开，肉眼直视条件下确认邻面牙体的边界，做出来的修复体会非常贴合，交界面光滑连续，这样的修复体更方便

清洁，也会在口内留存时间更久。图 7-4 左半部分展示了嵌体修复，和补牙类似，却是一个在口外完成的修复体粘接在牙齿内部。

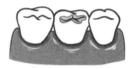 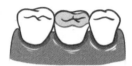

嵌体　　　　　　　　　　高嵌体

图 7-4　嵌体是嵌入牙体内部的修复体；高嵌体是覆盖一个或多个牙尖的嵌体修复体

　　第四种方法是高嵌体。高嵌体是嵌体的变种，是覆盖一个或者多个牙尖的嵌体修复方式。嵌体是嵌于牙体内部的，类似于有坑充填的修复方式。而高嵌体就是一种可以覆盖牙尖并且恢复牙尖的修复方式。嵌体只能恢复原来的牙体缺损，不能保护剩余的牙体组织，防止受力折裂；但是高嵌体由于可以覆盖部分牙尖，有一定的牙体保护能力。当我们牙齿坏的部分比较大，牙尖有点薄的时候，受力容易折断，这时候我们降低牙尖的高度，并且用修复体恢复出来原来牙尖的高度，也不失为一种保护牙体组织的好办法。对于有些牙体组织破坏不太大的根管治疗后的牙齿，越来越多的医生开始尝试用高嵌体进行这样的牙齿修复。图 7-4 右半部分展示了高嵌体的修复方式，是覆盖了牙尖，同时粘在牙齿内部和表面的修复体。

伴有牙体缺损的牙齿最终能用多久，主要**取决于剩余牙体组织**的量有多少。如果牙体组织剩余较多，可以选择补牙或者贴面；随着缺损越来越大，补牙就容易脱落，可以使用嵌体或者高嵌体；缺损非常大，就需要打桩做全冠，让牙冠360°全方位保护剩余的牙体组织。缺损再大，牙齿就留不住了，需要拔除。我们修复牙齿的各种方法都用尽了，但是牙齿的预后[①]还是不好，只能拔除，勉强留下来，就会出现花了钱但是没过两天就坏了的风险。

而剩余多少牙体组织取决于什么呢？取决于我们什么时候来看牙，如果拖得越久，牙体缺损相对会越大；看得越早，牙体缺损可能相对越小，所以早些来看牙能让你的牙齿保留时间更长。

4. 各种各样的修复材料的区别

口腔修复的发展离不开各种材料的发展，花花绿绿的材料丰富了医生的选择，但是对于有选择困难症的患者来说，无疑让他们头大。

---

① 预后就是对于某种疾病发展过程和最后结果的估计。

做牙冠的材料分为金属、烤瓷、全瓷。

金属冠就是整个牙齿颜色是金属色的牙冠，曾经的"大金牙"也是金属冠，但是由于颜色不再符合当下审美，目前临床上已经应用得不多。金属有优秀的延展性和机械抗力性能，金属冠的优势在于磨除的牙体组织量很少，对于咬合特别紧修复空间不大的牙齿还是可以应用的。金属冠质量的优劣取决于金属的好坏，贵金属（含有金、铂、钯）牙冠的生物相容性好，价格更贵一些，贱金属（镍、铬、钴）牙冠的生物相容性相对稍弱，价格便宜一些。

烤瓷牙的全称叫作"烤瓷熔附金属全冠"，意思就是把瓷粉烤制在金属基底冠外表面，形成内冠是金属冠，外冠是陶瓷颜色的牙冠。由于能恢复正常牙齿的颜色，曾经风靡一时。烤瓷冠的好坏也取决于里面金属冠使用的是贵金属还是贱金属。

随着材料学的发展，陶瓷的机械强度也可以不用再依附于内冠的金属，出现了全瓷冠，整个牙冠都是由陶瓷做成。由于没有金属，因此做 CT 和核磁都不会受影响，是一种生物相容性非常好的材料，目前全瓷是临床上最为推荐的牙冠材料。全瓷根据材料特性的不同分为玻璃陶瓷和氧化锆陶瓷。玻璃陶瓷又称铸造陶瓷，可以制作成带有半透明性美学特性强的颜色，但是机械强度有限，因此适用于前牙美学区域。氧化锆陶瓷是一种比牙釉质更坚硬的材料，但是颜色偏白，缺少半透明性等美学特征，所以适合后牙区咬合力较大但美观不太重要的区域。当然现在也有了美学性能好的氧化锆材料，可以应用于前牙区。

第二节　为什么口腔医生都推荐种植牙修复？

上一节，我们从不存在的"美容冠"说起，说了说单颗牙出现牙体缺损有哪些修复方式。如果我们的牙齿缺损过大已经不能保留，拔除后就会面临缺牙的窘境。临床上也会有很多种缺牙修复方式，为什么医生都推荐种植牙呢？我们该如何选择呢？

要想了解种植牙有哪些优势，就要知道以前的修复方式有哪些缺陷。

1. 可摘局部义齿

最传统的缺牙修复方式是可摘局部牙齿，顾名思义，就是可以随时摘戴的假牙，这是我们能看到老年人最普遍的修复方式。图 7-5 就是我们经常见到的可以摘戴的假牙。这种假牙需要搭在自己的真牙上，依靠牙齿和黏膜共同承担咀嚼压力。缺牙越多，牙龈黏膜需要承担的压力就越大。因此，使用这样的义齿只能恢复一部分咀嚼力，如果咀嚼力过大，容易造成黏膜的压痛。但凡是可以摘戴的假牙，刚开始戴的时候，怎么和这个异物相处需要有个磨合的过程。有的人一点儿也不适应，索性自暴自弃不戴，骂医生水平差，但有的人坚持坚持能逐渐适应。

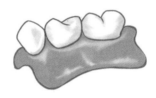

图 7-5　可摘局部义齿由基托和塑料牙组成

由于可摘局部义齿的假牙是塑料牙，用一段时间之后就会出现塑料牙被磨平了，失去了牙尖和牙窝的牙齿，义齿的咀嚼效力是降低的，因此每隔三到五年就应该更换这个义齿。好不容易和旧义齿相处融洽了，很多人都无法适应新的义齿，所以异物感也是可摘局部义齿的重大缺陷。更别提有些义齿戴的时间长了，固位力下降，有时候在吃饭过程中脱落，影响进食，更严重的，说话时都会掉，太影响日常生活了！

但是仍然有相当一部分的人在乐此不疲地使用着这种义齿，除了中国人本身艰苦朴素，善于适应环境变化，努力和义齿进行磨合外，很重要的一点是可摘局部义齿价格亲民，深受勤俭节约的老年人偏爱。

2. 固定义齿修复

固定义齿是另一种缺牙的修复方式。之所以称为固定义齿，就是说它不用摘戴，可以固定在口腔里面，和自己的真牙融为一体，可以同时降低异物感，提高舒适度，增加咀嚼效力。

那么医生是如何做到固定义齿修复的？把缺牙前方和后方的牙齿磨小，一起制作一个多单位的桥，套在前后牙上，桥墩由前后的牙齿支持，桥梁恢复缺失牙的形态和功能。由于这个桥体是靠粘接剂固定在牙齿上面的，所以不需要摘戴，叫做固定修复。

固定修复的存在有两个条件：一是缺牙前后必须要有牙，如果这颗缺失的牙是末端牙，是不适合固定修复的；二是缺牙前后的牙齿都要磨牙。还记得我们说为什么不推荐"美容冠"的原因就在于不要轻易磨除自己的牙体组织，牙釉质是不可再生的。固定修复也会面临同样的问题，要磨除缺牙间隙前后的好牙，是有创的治疗方式。过去受条件所限，这样的缺牙修复方式也曾风靡一时。

另外，固定义齿的力学原理是前后两颗基牙有多余的牙周储备力，这样用两颗健康的牙齿来承担三颗牙齿的负荷不会有太大问题。但是当前后两侧基牙的牙体和牙周条件不太好的时候，这两颗牙的储备力不足以支持三颗牙齿的受力，就会出现修复失败的风险。为了避免修复失败，就需要增加基牙数目，也就是说需要磨更多的好牙，用三颗牙甚至四颗牙的储备力才能恢复缺失牙的受力。磨的好牙越多，好牙出问题的概率也越大，越得不偿失。

3. 种植牙

种植牙的出现完美地解决了之前两种方式的各种缺陷。如图 7-6 所示，种植牙是把一根人工牙根通过手术的方式植入牙槽骨中，然后等这个牙根和牙槽骨长牢固之后，完成上部的牙冠修复。由于种植牙固定于口腔中不用摘戴，舒适度高，完全可以当作真牙，咀嚼力强；也由于它不需要磨除缺牙间隙前后的牙齿，创伤小，因此成为医生最为推荐的修复方式。

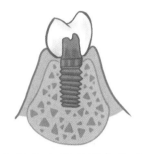

种植体支持的固定义齿

图 7-6　种植牙是植入金属牙根后再进行牙冠修复

　　但是种植牙的缺点就在于它比较昂贵，一颗种植牙无论在几线城市，都有着几乎一样的高价。种植牙的昂贵既体现在种植体材料的性能上，也体现在种植医生的手术水平和修复能力。

　　种植牙的另一个缺点是种植牙的植入需要做一个小手术。手术就需要患者身体情况良好才能耐受手术，如果患者年纪偏大、有大量吸烟习惯、血压血糖控制不良，很可能不耐受种植手术。这也告诉我们种牙一定要趁早，千万别等到不得不种的时候才种牙。

　　种植牙同样需要定期保养，维护得不好依然会出问题。口腔卫生维护不好，所有真牙会出现的问题种植牙也会出现，比如牙龈退缩、牙齿变长。种植牙也可能会出现牙龈退缩，种植体的螺纹暴露，美观就会受影响。做了修复就应该定期维护，每年都去医生那里看看有没有问题。和自己的真牙一样，需要每年预约口腔医生做检查和洗牙等。做到每年看一次口腔医生，一切以预防为主，也就不至于严重到牙齿缺失需要种植牙的地步。如果没做到，就把种牙作为一个契机，开启每年去看医生做口腔维护的好习惯吧！

第三节　最悲催的全口无牙怎么修复？

有一种极端的情况，全口牙列缺失，又称无牙颌。无牙颌的修复方式也分为两种：一种称为全口义齿；另一种称为种植覆盖义齿。

全口义齿的修复是非常困难的。修复专业医生有时都会非常头疼，因为没有任何一颗牙齿存留能够帮助确认上下颌的咬合关系。患者做假牙是要用来吃饭的，下颌前伸和后退的位置不同会影响能不能充分释放咀嚼肌力，而颌位关系不对，患者是没法吃饭的。再者，很多患者是长期缺牙，牙槽骨吸收非常严重，没有牙槽骨能够支撑假牙，假牙很容易脱落，脱落就没法吃饭。即使做好一副假牙，使用三到五年后仍需要重新换一副，适应新假牙又是一个痛苦的过程，很多老人都无法接受。

随着种植技术的发展，人们发现，在缺牙区植入一些种植钉可以增加假牙的固位，并逐渐开展了种植覆盖义齿技术。一种经典的技术叫作All-on-4/6/8技术，根据情况半口牙齿依靠4颗/6颗/8颗种植钉来支撑和固位。家里的老人用全口义齿固位差的时候可以考虑种植覆盖义齿，这种方法的缺点就是花费很高。但是能用钱把老人的吃饭问题解决了，我们获得的收益就不只是钱，还有老人的健康和长寿，以及家庭的和睦与融洽。百岁老人牙口几乎都很好，因为牙口不好的，吃饭吃不好，营养就跟不上，还怎么做百岁老人呢？争做百岁老人，从拥有一口好牙开始，无论真牙假牙，能吃嘛嘛香的就是好牙！

第四节　不及时修复缺牙有什么后果？

年轻人特别能扛，不就一颗牙坏了吗，坏了就忍着，等实在不行再去看医生，不就是镶牙吗？只要有钱就能镶。这恐怕是很多年轻人的观念。郝医生这里要批评一下这种错误的观念。

对于单颗牙缺失来说，长期不修复，会导致缺牙两侧的牙齿往缺牙间隙倒，并且对殆牙齿会逐渐伸长，引起咬合错乱。如果左侧后牙缺失没有及时修复，左侧咬东西肯定不得劲，经常用右侧咬东西，逐渐就会导致大小脸的不对称发生。咬合错乱不仅降低你的咀嚼力，还会改变全口牙齿的力学分布，造成口颌系统的紊乱，增加口颌系统代偿的负担，对剩余牙齿、咀嚼肌、关节都有逐渐累积的不利影响。

如果你哪天想开了想修复这个缺牙，那很抱歉，可能事情变得不再那么简单。你需要先做正畸治疗，把往缺牙间隙倒的前后两颗牙直立起来，恢复原来的间隙。要把伸长的对殆牙通过正畸的手段压回牙槽骨内，不仅额外增加费用，也增加疗程。本来种植牙三个月就可以完成的事情，可能来回要折腾一年多。如果长期牙齿没有修复，缺牙区的牙槽骨由于丧失了咀嚼刺激会逐渐吸收变低变窄，这样差的牙槽骨无论用哪种修复方式都不容易。用活动牙来修复，由于缺牙区牙槽骨窄，义齿会非常硌黏膜；用种植牙来修复，由于牙槽骨低窄，可能需要额外植骨，植骨不仅增加了费用，也增加了痛苦程度。所以哪怕只有一颗牙缺失，也要尽早去修复。

如果一颗缺牙不去管它，当缺的牙越来越多，剩余牙齿越来越少，吃东西就会越来越费劲。本来该分摊给所有牙齿的力量只分摊给剩余的牙齿，牙齿负荷加重，更容易继续松动脱落，恶性循环。

没有保护好牙齿，看牙的费用和麻烦程度只会越来越多，所以你必须端正态度，有牙病就要早点解决，早到预防为主的态度！千万不要拖到需要镶牙的地步才追悔莫及。**任何一种修复方式都不是一劳永逸的，都是存在问题的，都是不完美的。所有的修复方式都是补救咀嚼力丧失的最后一道防线，是被迫的，也是人们不情愿的。**

作为临床大夫，我能深刻体会到患者使用假牙的各种不适。很多患者一上来都要求拔牙拔牙拔牙，拔牙做假牙，等拔的牙越来越多的时候，慢慢觉得用假牙开始力不从心的时候，开始格外珍惜剩余的牙齿。要不惜一切代价保留医生建议拔除的牙齿，郝医生有时候看着他们毫无保留价值的牙齿，再体会着他们强烈保留牙齿的心情，只能爱莫能助。

牙齿完整是对于生活幸福感非常重要的因素，而能提高生活幸福感的任何措施，哪怕只提升一点点，都值得我们投入。各种义齿都很贵，种植义齿最贵，但是和生活幸福感相比，这个钱是绝对值得的。生活在中国，有那么多美食等着你，没一口好牙怎么可能幸福呢？

第八章

关节病

——有时候只是"咔咔"响而已

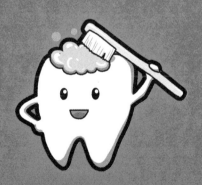

很多人曾经被这样的经历困扰过：打哈欠的时候，耳朵前方的关节会发出咔咔的弹响声，把自己吓一跳；有时候腮帮子酸痛，咬一会儿东西就咬累了不想吃了；即将考试，压力大的时候突然就张不开嘴了，一张嘴就疼得受不了……

恐怕我说中了很多人的困扰，为什么我这么了解大家曾经的经历，不仅是因为我也被这样的问题困扰过，还因为根据 1996 年美国 NIH 的流行病学调查显示，50% ～ 75% 的人群都曾经有过以上类似的经历，也就是说 4 个人里面可能有 3 个人曾经被张不开嘴的恐惧支配过。这就是关节病的一个特点——普遍性。今天我们就来聊聊这到底是怎么回事，看上去种类繁多的情况，弹响、疼痛和张不开嘴居然是一种病？

没错，我们常说的张嘴闭嘴的"挂钩"问题，包括咔咔弹响、肌肉酸痛不想咬东西、张不开嘴等这样一组疾病的总称，就叫作颞下颌关节紊乱病（Temporo-Mandibular Disorders，TMD），简称关节病。

第一节 这几个症状是怎么回事?

1. 弹响

弹响是最常见的 TMD 症状,几乎所有的 TMD 患者都有过这样的症状。到底是什么东西在弹响呢? 是关节盘。我们在耳前区能摸到有块能前后运动的骨头就是关节头（髁突）,关节头和上方关节窝共同组成了颞下颌关节的基本结构,而关节头和关节窝并不是直接接触的,中间有一层软组织相隔,这个软组织就是关节盘。如图 8-1 所示,正常的关节盘像帽子一样戴在关节头上,随着关节头的运动而运动。但有的时候关节盘移位了,不在关节头上方,随着我们张口或闭口,关节盘受到挤压,重新弹回关节头的上方,同时发出"咔"的响声,就是我们熟悉的关节弹响。

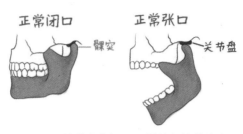

图 8-1 　关节盘像帽子一样戴在关节头上

　　如果成年人只是关节弹响的话，不影响生活完全不用治疗。因为关节弹响太普遍了，它除了发出"咔咔"声可能会让人尴尬以外，几乎没有其他风险。治疗关节弹响后，关节弹响还是很容易复发，因此单纯关节弹响的，完全不用紧张，不需要接受治疗。

　　时间长的关节弹响的病史发展会经历几个阶段：没病的时候不响—开始出现清脆响亮的弹响—弹响声音逐渐变钝和低沉—弹响消失。弹响消失意味着病彻底好了吗？并不见得。弹响的声音清脆说明关节盘刚刚移位，弹性还很好，所以移位的关节盘回弹有力，声音清脆。但是长期关节盘移位，会导致挤压变形，关节盘的弹性逐渐降低，因此声音越来越低沉。最终关节盘完全失去弹性，被永远卡在了一个位置无法回弹（不可复性关节盘前移位），这时候弹响就消失了。在这些变化的过程中，人们可能只有弹响的症状而无任何其他症状，也可能会伴随偶尔关节区疼痛和张不开嘴的情况。

2. 关节区疼痛

我们能咬东西，吃嘛嘛香，首先得益于我们有坚硬的牙齿可以撕咬食物，其次也得益于我们强大的咀嚼肌群，咀嚼肌的最大收缩力可以达到五六十公斤！所以有的时候肌肉酸痛也让我们面对饕餮美食的诱惑时不能狼吞虎咽，咀嚼肌酸疼啊，咬不动东西啊，咬东西累啊……

我们最容易感受到的咀嚼肌就是咬肌，用手按压我们的腮帮子，咬牙的时候变硬的肌肉就是咬肌。其次就是颞肌，在我们的太阳穴周围，用手按压一下，咬牙的时候变硬的肌肉就是颞肌。这两处肌肉就是我们咀嚼力量的最大动力。再遇到咬不动东西的时候，用手按压一下这两块肌肉，你会发现，在某些点会按起来酸疼酸疼的，那就是咀嚼肌疼痛没跑了。咀嚼肌的酸痛和身体其他地方的酸痛很类似，用热敷、理疗、烤电、激光、按摩等方法都可以缓解酸痛的症状。

关节区除了肌肉可能出现疼痛以外，本身的炎症状态也可以引起疼痛。我们只要用手轻轻按压关节区，就知道哪里出现了疼痛。如果是关节炎导致的疼痛，服用止疼消炎药（解热镇痛抗炎药，非抗生素类）也可以缓解疼痛。

3. 张口受限

小于 35mm 的开口就叫作张口受限。通常由两种情况可以引起张口受限：一种就是咀嚼肌痉挛疼痛非常严重导致张不开嘴，另一种就是关节盘移位后卡住关节头，关节头不能继续运动完成开闭口运动。

大家遇到张不开嘴的情况通常都会比较慌，的确这是关节病比较紧急的情况，但是大家也不必慌乱。我们首先要搞清楚自己为什么张不开嘴，如果是肌肉疼痛引起的张口受限，解决了咀嚼肌的痉挛和疼痛就可以改善张口受限，热敷、按摩等都可以逐渐改善张口度。如果是关节盘卡顿导致的关节绞索，最好的办法是去医院行关节盘复位，一旦解除了关节盘的卡顿，张口度瞬间可以恢复正常。

但是我们总会有各种各样的原因导致没法及时就医，也就没法及时缓解张口受限，比如关节病本身就好发在我们忙碌、压力大的时候，通常没有时间就医，或者就医挂不到号，或者没有医生可以处理关节盘的复位等。不要害怕，即使没有去就医，也不要害怕，不论是咀嚼肌痉挛还是关节盘卡顿，不治疗的情况下也可以逐渐好转。人总不会一辈子张不开嘴的，"时间是治愈一切的良药"这句话也适用于关节病。图8-2展示了我们经常遇到的关节病三大症状。

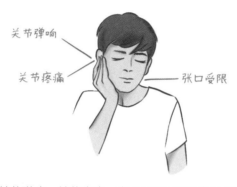

图 8-2　关节弹响、关节疼痛、张口受限是颞下颌关节紊乱病三大症状

第二节　为什么得了关节病要淡定?

得了关节病，不要着急不要慌，因为关节病还有一个很大的特点，就是自限性。自限性的意思就是这个病并不会严重到哪里去，当它严重到一定程度的时

候，就开始走下坡路了，甚至完全恢复。TMD 症状的年自愈率是 42.9%！

要知道，**无论是手术还是保守治疗，甚至是不治疗，开口受限症状都可以好转，甚至消失。** 即使是关节盘不可复性移位导致的张口受限，多数患者也可以在一年后恢复到 40mm 以上的开口度。这就是我们遇到关节病一定要淡定的原因。因为最终有一天，当你对它不理不睬的时候，它也会自讨没趣地离你而去。

心理因素在关节病的发生发展中也起到了非常重要的作用。所以你越是着急上火，关节病可能就会越严重；当你心平气和的时候，关节病可能早就不见了踪影。

在临床工作中我们经常发现，久治不愈的 TMD 患者都或多或少存在过焦虑或者抑郁的心理状态。在关节病的诊断中，有双轴诊断的说法，需要同时诊断躯体轴的症状体征和评价心理轴的状态。有些被关节病严重困扰的患者是需要进行心理干预的。随着焦虑、抑郁的不断释放，关节病的治疗也会越来越顺利。

第三节 关节病中的骨关节病

颞下颌关节病中有一种很重要的类型就是骨关节病，就是关节病不只累及咀嚼肌（肌肉疼痛）和关节盘（关节弹响），还累及关节头和关节窝的骨头，这些骨头出现了骨质的改变。

为什么会出现骨质的改变呢？我们回想一下颞下颌关节的结构：关节盘像帽子一样待在关节头的上方，随着关节头的运动而运动，关节盘的存在防止了关节头骨头的磨耗。但是如果关节盘移位了，关节头没有这个帽子的保护，可能和关节窝的骨质直接摩擦，就容易出现关节骨质的改变。关节骨质的改变基本上都是继发于关节盘的移位而产生的。

最常见的骨质改变就是在炎症状态下骨质出现吸收，关节头的形状发生改变，从最开始的光滑圆钝的外形，到表面骨质吸收逐渐产生凹坑变得不光滑，再到骨质继续吸收，关节头的某个平面出现了磨损，外形变成了角形。有些吸收严重的整个关节头几乎都没了，变成一个小小的关节头。

颞下颌关节病还有一个重要的特点——良好的改建能力。颞下颌关节头具有很强大的改建能力。虽然关节头骨质容易被破坏，但是也有很强的修复能力，可以在上述的任何一个状态停止发展，甚至早期骨关节病的改变可以完全修复，即使是重度骨关节病也可以有一定程度的修复。关节骨质有强大的改建修复能力，这也呼应了关节病的一个特点——自限性。

虽然关节头的骨质可以改建，但是并不意味着这种疾病带来的影响不大。对于成人来说，可能疾病的影响不大；但是对于青少年来说就是个很大的问题，因为关节头的吸收可以影响青少年颌骨的生长发育。

关节头（髁突）是下颌骨很重要的生长区域，孩子面部由幼稚状态变为成人脸型的过程中，下颌的生长发育起到了至关重要的作用。而髁突在青少年期间发生的骨质吸收改变就会阻碍下颌的生长发育，没有及时治疗就会导致孩子出现下颌后缩的面部畸形，严重的甚至变成鸟嘴畸形。骨关节病如果早发现，早期介入干预可以逆转髁突的骨质改变，就不会影响孩子面部的生长发育，就会拥有正常、漂亮的下巴。

如何发现是否存在髁突的骨质吸收呢？当我们出现这种症状的时候就一定要重视起来！本来我们的上

牙和下牙可以咬在一起，髁突的吸收导致了我们前牙逐渐不能咬合，甚至开𬌗。咬合的改变是辅助判断髁突是否存在吸收的重要依据！

第四节　什么情况下需要去看医生？

既然关节病是自限性疾病，相当一部分 TMD 患者症状可以自愈，治疗教育和简单的对症处理可以消除症状，解除病人对自己疾病的担心，也不会造成进行性病损和影响生活质量。但是仍然有少部分的症状无法缓解，影响生活质量，或已经存在的骨质改变进行性发展，这时就需要去医院看医生。

1）有明确的颞下颌关节区的强烈疼痛，或者疼痛超过了三个月。

2）关节弹响，张口时突然卡住张不开（关节绞索）从而影响患者咀嚼、说话等。

3）张口度小于 35mm，或者张口伴随明确的疼痛。

遇到以上几种情况，我们才需要去看医生。医生会根据你的症状做出相应的诊断，制订详细的治疗方案。让我们复习一下之前学到的知识点：即使遇到以上类似的情况，也一定要淡定！TMD没什么大不了的，始终是可以战胜的。减轻焦虑，保持信心永远是治疗疾病的良药！

医生治疗关节病有两个目标：消除疼痛、恢复功能。

疼痛是大自然对生物的馈赠，疼痛可以让人趋利避害，免于遭受更大的损伤。但是长期的慢性疼痛对于人体的摧残也是极大的，这种摧残不仅是生理层面的，还有心理层面的，因此消除疼痛是关节病治疗中的首要目标。

其次，长期的张口受限功能障碍也会影响生活质量。中华民族是一个热爱美食的民族，如果张开嘴连切成块的苹果都塞不进嘴里，那你永远体会不到"大快朵颐"会有多爽，因此恢复功能也是关节病治疗的重要目标。

注意到了吗？关节病的治疗并不是以消除弹响为目标的！单纯关节弹响，不伴随任何其他临床症状，都不需要去看医生，有些人的关节弹响可以伴随终身都没什么其他问题。所以赶快收起你的焦虑和紧张，不要再为弹响类似的问题担惊受怕。

关节病的治疗原则是以非侵入性、可逆性、保守治疗为主，遵循逐步升级的治疗程序为：可逆性保守治疗（粭垫、理疗、热敷……）—不可逆保守治疗（正畸治疗、修复治疗等）—关节镜微创手术（关节镜下关节盘复位等）—开放手术治疗。

第五节　关节病患者能不能正畸治疗？

因为关节病普遍性，TMD 发病率太高了，每个正畸医生都会遇到很多关节病的患者要求正畸治疗，这不仅是患者担心的问题，这也是医生非常关注的问题。那么关节病到底是否可以做正畸呢？

正畸治疗就是咬合重建。咬合重建就意味着牙齿、咬合、关节均发生改变，建立新的咬合关系、关节关系。人的骨骼一辈子都有改建的能力，关节同样也有超强的改建能力。所以以下两点都是错误的：良好的正畸应当维持原有的关节状态，关节最好什么都不改变；关节不能动，只要动了就会造成口颌系统的紊乱，导致关节病和肌肉韧带问题。

正确的观点是：人有一定的适应和改建能力。当外界的变化处于人的适应范围之内的，可以通过关节的改建来适应新的变化。当外界变化过大，或者人的适应能力弱的时候，人不能适应关节的变化，就会产生关节紊乱病。但每个人的适应能力都是不同的，整体服从正态分布，也就是说大部分人即使已患TMD，他们接受咬合的改变都不敏感，只有小部分人对于咬合的改变是异常敏感的。如果我们能够提前判断自己是不是异常敏感的人，就可以放心去做正畸治疗啦！

美国正畸学会指南认为：关节病是个独立的疾病，和正畸治疗并不相关。**正畸不能导致、治疗、加重关节病。**

怎么理解这句话呢？正畸治疗之前有关节病的患者，正畸做完了可能还有关节问题，这个非常常见，如果正畸治疗后弹响消失了，也不见得是正畸治疗治好了患者的关节病。正畸之前没有关节病的患者，正畸做完了可能出现弹响的症状，这个也不是正畸治疗导致的，而是患者可能在这个阶段中本来就出现关节病的新发症状，只不过和正畸治疗碰巧重合了而已。

但是有些特殊的咬合类型容易产生咀嚼肌的损伤，进而容易引起TMD症状。伴随这样咬合的人还是建议正畸治疗：反𬌗、开𬌗、深覆𬌗。

正畸治疗对于有关节病史的患者如何对待？

1）如果关节存在骨质改变，就不能开始正畸。关节髁突吸收一定要停止后，才能开始改变咬合。

2）如果关节存在弹响，可以进行正畸治疗。只要没有出现疼痛和张口受限，可以一直进行正畸治疗。对于正畸治疗过程中产生弹响的患者，如果没有疼痛和张口受限，可以继续进行正畸治疗。弹响并不是影响正畸的重要指标。

3）如果正畸过程中出现了关节区疼痛或者张口受限，需要停止正畸治疗，通过各种方法缓解关节区疼痛后才可以继续正畸治疗。

第六节　关节病自我保护的小妙招

如果我们遇到关节区疼痛，张不开嘴，有没有家庭自我保健的方法呢？当然有！这个神秘方法就是热敷！

颞下颌关节是全身关节的一分子，所以其他部位的关节喜欢什么，颞下颌关节就喜欢什么。关节是个很神奇的身体部位，它最喜欢湿热的感觉。用热毛巾每天湿敷双侧颞下颌关节，关节会感觉非常舒服。热敷可以加速关节区的血液循环，带走酸性物质，尽快缓解酸痛症状。每次热敷 5 分钟，一天 3 次即可。只要长期坚持下来，关节出现问题的概率就会变得越来越小。有些存在关节骨质改变的患者，通过长期的热敷，关节骨质恢复得非常好，并且不再有新的疼痛症状产生。患者唯一需要做的就是保持热敷的习惯，坚持坚持再坚持。

关节病并不是神秘的疾病，是一种不注意保护可能产生不舒服症状，保护得好可以不出现明显症状的疾病。如果膝关节不好，那我们就少走路，少提重物，降低膝关节负担；同样地，如果我们颞下颌关节不好，我们就要降低颞下颌关节的负担。注意以下几点：

1）避免咬硬物；

2）避免大张口；

3）注意颞下颌关节区的保暖。

很多患者来看关节病的时候说，秋冬换季的时候一夜之后就张不开嘴了，甚至没关窗户午睡完就张不开嘴了，这说明温度的变化也是导致 TMD 张口受限的重要原因之一。天气突然转凉容易引起咀嚼肌的痉挛，从而导致张不开嘴。所以冬天用耳罩或者帽子保护好我们的颞下颌关节，也是预防关节不适的好方法！

通过本章的介绍，关节病对你来说就没那么神秘可怕了吧？看看本章的题目，也许你可以会心一笑：有时候关节区的弹响，可能也只是"咔咔"响而已啦。

关节有问题：

要淡定！

要淡定！

要淡定！

第九章

孕妇看牙

——备孕就该完成的口腔清单

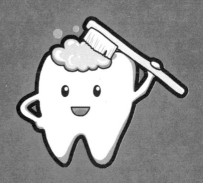

这是一个非常值得科普的话题。怀孕作为一名女性人生中最重要的时刻之一，整个过程承担了全家人的关怀与期待，也承担了母亲和胎儿身体代谢的巨大压力，非常光荣而辛苦。在这个讲究优生优育的时代里，如何顺利度过这一特殊时期，孕育一个健康的宝宝，越来越被每个家庭所关注。郝医生认为非常有必要给有怀孕计划的女性讲讲备孕期和怀孕期关于口腔的那点儿事。

如果没有在孕前就处理好口腔里的各种问题，准妈妈们可能在怀孕的时候就遭受牙疼、牙龈肿痛、智齿发炎等各种病痛的折磨。说来也奇怪，为什么不怀孕的时候好好的，怀孕的时候却那么容易得口腔疾病呢？

第一节　为什么孕妇容易出现口腔急症?

1. 孕期激素出现剧烈变化

怀孕后，全身激素水平会有很大的变化，黄体酮和雌激素水平的升高本身会导致血管通透性的增加，炎性因子更容易通过血管壁进入组织内部；孕酮的升高会导致毛细血管内血液流速降低，降低代谢产物的清除速度。这两者都会导致组织更容易出现炎症反应，并且放大炎症反应。

而慢性炎症经常出现在哪里呢？没错，就是我们的牙齿和牙周组织。口腔作为身体内外的通道之一，是最容易受到外界因素的刺激产生炎症的部位。以往没治疗的龋齿和牙髓病、牙龈炎、牙周炎都是细菌的大本营，也是慢性炎症的病灶区。这些慢性炎症在激素的作用下都可以变本加厉、兴风作浪。

平常没注意刷牙，可能没什么大不了的，顶多牙龈出血严重一些，好好刷几天牙可能牙龈出血就没有了。但是在孕期的时候，哪怕很注意刷牙，牙龈在激素的作用下还是很可能出现红肿出血，严重的甚至会出现妊娠期龈瘤，也就是牙龈肿大成球，形似一个瘤。

2. 由于子宫变大导致胃容积缩小，容易出现胃酸返流

孕期随着胎儿体积的不断增大，内脏容易受到子宫的压迫，一个典型的表现就是膀胱被压缩，导致尿频，另外就是胃被压缩，吃一点儿就饱了，并且更容易出现胃酸返流。

我们知道，龋齿的形成原因就是致龋菌消化食物残渣产酸，酸腐蚀牙齿造成了牙齿的崩解，所以龋齿高发的患者口腔内都是偏酸性的。胃酸也是一种酸，胃酸返流入口腔也会进一步导致口腔酸度的增加。那可能原来只是龋齿，尚未破坏到牙神经，但是酸继续腐蚀牙齿，导致龋齿的破坏进一步加重，进犯了牙神经，最终牙髓发炎，典型表现就是牙齿出现剧烈自发痛、夜间痛、放射痛……

3. 妊娠反应较大的患者咽反射重，影响口腔卫生维护

妊娠反应就是指的前三个月的孕吐反应、不能闻到油烟味、吃油腻东西容易恶心，甚至牙刷稍微伸到口腔深部的时候就出现恶心的反应。一刷牙就呕吐怎么行？大多数人采取的办法是不要把牙刷深得过于深，能刷到哪里就刷到哪里，后牙区就不刷了，甚至有的人因为孕吐都放弃了刷牙！上文已经提到，本身口腔就是容易在激素作用下产生炎症的地方，不好好刷牙，没有彻底清洁，一点点菌斑就会产生大的炎症。

这几种因素里面，激素的变化和身体对妊娠的反应都是我们无法控制的，但是我们能控制的是维护口腔卫生的好习惯。孕期一定要重视口腔卫生，**至少保证每天一次彻底清洁口腔**。如果实在恶心，那么使用漱口水来辅助也是可以的。

第二节　孕期容易出现的口腔急症主要有哪些？

1. 妊娠期龈炎、龈瘤

其实，妊娠期龈炎就是牙龈炎的一种，除了由于是在孕期出现的以外，疾病的原因、治疗方式几乎都是一样的。严重一些的龈炎可能会成为妊娠期龈瘤，就是牙龈变成球状的肿大，看起来像一个瘤子，而且轻轻一碰就会出血不止，有时候还会出现肿痛。妊娠期龈瘤一般都是富含血管的，是在激素作用下炎症发生过度造成的增生。由于血管丰富，所以容易出血，且容易复发。除了手术切除以外，好好维护口腔卫生也是重要的医嘱。

人们总是对时有时无的出血熟视无睹，觉得牙龈出血不是个事儿，但是对于牙龈的持续出血和拔牙之后的渗血却异常害怕，生怕因失血过多而亡。其实牙龈出血这个事郝医生已经在牙周病那一章讲明白了，千万别把它不当回事，否则它总有一天会发展到自发性出血，而且出血不止。

研究表明，长期慢性的牙周感染和炎症反应和早产低体重儿的关系密切。因为牙周的细菌可以通过牙周袋的溃疡面进入血液中，定植于胎盘，从而对胎儿造成影响。另外，长期的慢性炎症也可以导致体内的炎症因子升高，进一步导致前列腺素的升高。要知道前列腺素是作为促进子宫收缩的催产素在产科使用的。因此，长期发炎没有治疗就会导致宫缩甚至早产。而早产的孩子多半体重偏低以及免疫力低下。

2. 龋齿、急性牙髓炎

来自妇幼保健院的研究表明，龋齿是孕妇在做口腔检查的时候发现最多的疾病。而来自口腔医生的反馈却不同，口腔医生接诊孕妇最多的口腔疾病是牙髓炎。龋齿可能没有症状，或者对冷热刺激敏感。急性牙髓炎的症状是自发痛、跳痛、夜间痛、放射痛，会疼得死去活来。这说明没有做备孕检查的孕妇，直到出现了牙疼才会不得不求助于口腔医生，而并没有在备孕时就把龋齿补完。

龋齿和牙髓炎有什么区别？龋齿是牙体组织破坏还没有到牙髓的疾病，而牙髓炎是牙体组织破坏已经到达牙髓的疾病，换句话说，龋齿恶化就成了牙髓炎。

牙髓炎导致的剧烈疼痛本身就可以导致宫缩，疼痛也可以导致体内的神经体液调节出现紊乱，释放更多的肾上腺素。肾上腺素也是一种缩血管的物质，会使毛细血管收缩，增加血压，有可能导致胎儿出现缺氧的风险。

3. 智齿冠周炎、间隙感染

要长出来但还没长出来的智齿是最容易发炎的，

主要由于盲袋较深容易残留食物残渣，并且智齿位于口腔中最靠后的部位，再加上孕期的恶心，刷牙不容易清洁到位，智齿就很容易成为藏污纳垢之所，进而导致周围的牙龈发炎产生疼痛。

普通人智齿发炎都会疼得张不开嘴，对炎症反应异常敏感的孕妇，会产生更严重的红肿热痛。一般人遇到疼痛都不敢再伸进去仔细刷牙，因为太疼了碰都不敢碰，更别提刷牙和刷干净了，所以这样的炎症会逐渐积累，甚至出现间隙感染。

智齿发炎就是周围的牙龈出现了肿胀，当肿胀严重就会扩散到周围的潜在间隙中去，叫作间隙感染。间隙感染不只是局部炎症的问题，更是一种可能危及生命的疾病！颌面部的很多间隙都是潜在相通的，感染不治疗任其发展，就会扩散到各个间隙，扩展到翼下颌间隙会出现张口受限；扩展到颊间隙会出现面部肿成包子的情况；扩展到口底或咽旁间隙会出现口底和气道周围的肿胀，甚至有窒息的风险。更别提这么重的感染，可能导致的全身的败血症。

既然怀孕期间出现的问题这么严重，对大人和胎儿都不好，那么怀孕期间到底能不能治牙？

第三节 孕期是否可以治牙?

答案是可以。

很多老人陈旧的观念里还认为怀孕期间不能进行口腔治疗。因为在老人的观点里面,口腔的治疗都是非常疼的,疼痛会对孕妇造成不良影响。

口腔医疗的技术和理念都是在不断进步的。无痛看牙、舒适化治疗的理念早已深入人心。"我就钻一下,你就稍微忍一下"的陈旧理念已经不复存在,取而代之的是,只要你有疼痛不适,有任何不舒服,都可以和医生提,医生会根据情况选择不同的方法来缓解你的不适。麻醉就是其中很重要的方法。

1. 孕妇打麻药安全吗?

根据药物对胎儿可能产生的危害和不良影响的程度,美国食品药品监督管理局(FDA)将药物对胎儿的危害等级分为 A、B、C、D、X 五个等级。常用的局麻药利多卡因属于 B 级,对孕妇安全,对胚胎和胎儿基本无害,因此可以作为安全的局麻药物应用于孕妇。

另外，局麻药对胎儿的影响还取决于局麻药的给药方式、局麻药物的用量以及透过胎盘屏障的药物剂量。说白了，就是全身用药可能影响大，局部用药药量小影响也小。应用于口腔麻醉的局麻药只应用于局部，而并不会打到血管里面进入全身，并且局麻药中还可以增加血管收缩剂来减少组织的吸收，因此使用局麻药对于孕妇非常安全，大家应当彻底放心。

如果你仍然担心，那么我们就来权衡一下利弊。如果不打麻药看牙，孕妇不仅非常痛苦，而且疼痛带来的风险会远大于局麻药的风险。疼痛导致的流产和早产是任何人都不想看到的。所以放心来看牙吧。

2. 拍片子安全吗？

由于拍 X 光片会有电离辐射，而电离辐射有致畸风险，所以公众对 X 光片的普遍认识都是坚决不拍！

的确，高剂量的电离辐射会对胎儿造成严重的损伤，比如流产、畸形、发育障碍等。但是口腔所使用的诊断性辐射，完全不会达到对胎儿有损伤的剂量，或者说是安全的。

我们生活在这个地球上，会受到很多的背景辐射，坐飞机就会受到来自太空的辐射。而孕妇拍一张全景片的辐射只相当于坐一次长途飞机受到辐射的十分之一，拍一张小牙片更是不到拍全景片辐射的十分之一。况且孕妇在进行口腔拍摄的时候，防辐射服可以隔绝腹部的胎儿免于受到辐射，这样，胎儿所能接受到的辐射剂量就可以忽略不计了。

我们来谈谈孕妇看病的理念和伦理问题，如果有疾病，尤其是急症，应当毫不犹豫地接受诊断和治疗。假如孕妇不幸发生了车祸，那么车祸伤的诊断需要胸腹CT的拍摄，这对于创伤的诊断和抢救治疗是必要的。这个时候如果连大人的生命都无法保证，又谈何对胎儿的保障呢？疾病发生在口腔内也是同样的道理，任何对于疾病诊断需要的必要辐射都是应当及时进行的。首先，因为口腔的这点儿辐射几乎可以忽略不计，对胎儿没有伤害，其次，**疾病不治疗所带来的风险很高，远远大于接受辐射可能产生的危害**。

3. 孕妇的心理负担

很多孕妇不想来看牙的原因源于传统观念，看牙不能打麻药，看牙不要拍片子，看牙不能吃抗生素……当医生告诉她这些不会对胎儿有潜在伤害的时候，孕妇也并不能接受孕期看牙，仿佛这成为一个心理负担，如果将来孩子是有缺陷的，那么一定会归咎于这次看牙的经历、打麻药的经历、拍 X 光片的经历……

这就是心魔，任何科学研究都不能改变患者的心魔。因为这样的心魔，也因为孕期看牙的理念并没有深入人心，甚至对于医生来说都并没有完全更新这样的理念，再加上国内紧张的医患关系，共同导致了医生在面对孕妇就诊时会有一种天然的距离感。很多医生不愿意接诊孕妇，害怕引起纠纷，甚至有医生或者医疗机构会有流产、致畸风险告知书，必须在知情同意书上签字之后才能看牙，这种种隔阂更进一步加深了孕妇看牙的心理负担。

孕期至少要做一次口腔检查，如果有问题的话，早治疗要比晚治疗要好，晚治疗也比不治疗要好。美国妇产科医师协会发布的《孕妇口腔健康指导》指出，要帮助患者打消顾虑，在怀孕期间，进行口腔预防、诊断和治疗，包括拍摄 X 光片（在腹部和甲状腺受保护的前提下），以及进行局部麻醉（使用加肾上腺素和不加肾上腺素的利多卡因）都是安全的。应当告知女性，当口腔中出现需要立即治疗的情况，比如拔牙、根管治疗、充填未经治疗的龋齿（使用银汞合金或者树脂），在怀孕的任何阶段都是可以接受处理的。延误治疗可能会带来更加复杂的问题。

4. 什么时间适合接受口腔治疗？

虽然美国的健康指导上讲，遇到口腔急症的时候，任何阶段都是可以接受处理的。但是最适合接受治疗的时间段是什么时候呢？**孕中期的三个月**。孕早期的三个月，受精卵的发育受外界环境影响非常大，是胚胎器官形成的重要时期，尽量避免任何的外界刺激；孕晚期的三个月会承担胎动和早产的风险，如果能避开也尽量避开；孕中期的三个月是情况最稳定的时间段，风险最小，因此最适合接受口腔治疗。对于孕早期前三个月和孕晚期后三个月期间出现的口腔问题，原则上只进行急症的处理以及口腔卫生维护的宣教。

哺乳期也可以接受口腔治疗。口腔常用局麻药利多卡因理论上进入乳汁的量非常少，如果妈妈对麻药仍有担心，停止一天喂奶即可。因为利多卡因的半衰期大约为 2 小时，一般经过药物在体内代谢的 8 个半衰期以后，药物就代谢了 99% 以上，那么利多卡因代谢 99% 以上的时间就是 2×8=16 小时，16 小时就是绝对安全的麻药代谢时间。

另外，口腔医学是个操作学科，大部分的口腔疾病都可以通过操作和治疗来缓解，但是仍然有少部分难控制的感染需要借助药物进行控制。在用药方面，口腔医生绝对不如产科医生，因此，孕妇如何用药可以咨询产科医生，产科医生对 FDA 药物的五分类烂熟于心，一定会给孕妇提供最安全的辅助用药。

用于牙疼厌氧菌感染的常用药物——甲硝唑和四环素类抗生素对于孕妇是禁用的。

第四节　备孕期就做口腔检查

为了优生优育，大部分女性都会备孕，并且做孕前检查。孕前检查主要是针对生殖系统以及全身情况进行检查，口腔检查也是重要的一项检查，但经常不被人们重视。

鉴于孕期是口腔急症的高发时间，也鉴于孕期看牙可能会遇到很多不敢做的检查，或者即使孕妇敢医生也不敢的治疗，郝医生强烈建议所有打算当妈妈的女性，在备孕时候就要进行口腔检查及治疗。

1. 孕前的口腔卫生宣教很重要

一定要做到早晚刷牙，并且熟悉使用牙线、漱口水等口腔保健方法。对口腔疾病我们应当采取积极的应对态度，及时治疗。

很多商家宣传的孕妇牙刷，就是为了防止刷牙时出现牙龈出血。可是出血是因为牙刷毛太硬了吗？牙龈出血是因为牙龈有炎症，选用更软的牙刷毛甚至不刷牙就是掩耳盗铃，牙龈周围更加清洁不到位，会导致牙龈出血越来越严重。

2. 做全面的口腔检查

口腔医生会全面检查准妈妈的口腔情况，并且针对口腔疾病制订治疗计划。

1）有残根的要及早拔除；

2）有牙周炎的要及时进行牙周基础治疗；

3）有龋齿的要及时补牙；

4）有牙髓炎或根尖炎的要及时进行根管治疗；

5）有智齿的要及早拔除。

总之，如果女性之前并没有特别注重口腔的问题，备孕绝对是一个好时机。抓住这个好时机完成口腔疾病的防治，就可以尽量避免孕期出现口腔急症，孕期也会更加平缓顺利。如果没抓住这个机会就意外怀孕的朋友，也不要着急，因为怀孕期间也是可以放心看牙的！

希望每个妈妈在怀孕前都到口腔门诊走一趟，排除掉口腔疾病的隐患。整个怀孕期间都开开心心、顺顺利利，生个健健康康的大宝贝！

第十章

美白
——大白牙是怎么炼成的？

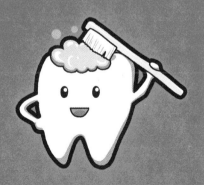

明眸皓齿一直是中国传统文化中美女的标配，而皓齿就是指的大白牙。拥有一口灿烂大白牙的微笑是每个人梦寐以求的。随着时代的发展，人们对白的追求越来越强烈，一白遮百丑的审美更提升了人们对牙齿美白的需求——因为皮肤越黑，就会显得牙齿越亮白；而皮肤越白，牙齿可能就会显得越黄。一个不敢露齿笑的美女算不上真正的美女。

　　想拥有一口亮白的牙齿，人们做了各种各样的努力，民间偏方也一大堆，到底哪些有效，哪些有害呢？正规而有效的美白方法又有哪些呢？听郝医生一一道来。

第一节　民间偏方不靠谱

1. 酸性物质毁牙齿！

网传小苏打加醋刷牙可以秒变大白牙，还有人尝试用柠檬刷牙、用可乐刷牙……总之就是想依靠酸性物质来刷掉牙齿表面沉积的色素。这种方法是最不可取的，因为牙釉质作为人体最坚硬的组织，唯一害怕的就是酸的腐蚀。要知道龋齿就是细菌消化食物残渣产酸来逐渐破坏牙釉质的，酸性条件下刷牙一定会导致牙釉质的逐渐丧失！牙釉质减少，牙齿的保护层减少，牙髓就会对外界的刺激越来越敏感，表现在吃冷热酸甜的食物时会更加敏感。这可不是美白，这是人为制造牙釉质的缺损，万万使不得。

大家喝可乐后，牙齿都会有一种涩涩的感觉，这就是牙釉质在酸性条件下变软的表现。如果这个时候刷牙，变软的牙釉质更容易在牙刷的摩擦下逐渐磨损掉。所以千万不要喝完可乐立即刷牙。要等半个小时以后，口腔的酸性环境逐渐被缓冲后，再刷牙。

2.吃营养补充剂不能让牙齿变白

牙齿不白是不是我们身体里缺一些营养成分或微量元素？并不是。牙釉质是没有神经和血管的组织，一旦发育完成，牙釉质的形态和颜色就不会改变了。所以任何的营养补充剂，比如钙、维生素、美牙素等，都无法改变牙齿的颜色。

3.微商推荐的美牙仪有风险

首先，你要确认这些美牙仪有没有生产批号，有没有医疗许可。往自己嘴里使用三无产品是多么可怕的一件事。其次，常规的美白方式是用高浓度的漂白剂来漂白牙齿，高浓度的漂白剂自行使用是否安全也成问题，使用不当甚至还会导致牙龈的灼伤。

第二节　如何科学美白？

牙齿颜色不够亮白，有很多原因。找到原因，对症下药，才能达到美白的目的。

1. 牙齿不白的原因有哪些?

如图 10-1 所示,牙齿不白可能由多种原因导致。

口腔卫生差是牙齿不白的重要原因之一。口腔卫生差的具体表现有:牙龈红肿,牙龈周围有黄色黑色的牙结石,牙齿表面有烟斑、茶渍等色素沉着……有外源性色素沉着或者牙结石覆盖在牙齿表面,就遮住了牙齿本身的颜色,展现出来的就是这些色素和结石的颜色,当然不够亮白了!

牙齿健康状况不佳也是牙齿不白的原因之一。我们经常看到牙齿表面有黑色小点,就会怀疑是不是龋齿了,满口龋齿的人的牙齿也一定是黑白斑驳惨不忍睹的。牙髓坏死的牙齿因为牙髓组织被细菌分解产生了黑色素,导致牙齿由内而外地变色发暗。牙齿发育期服用了四环素或者生活在高氟区,会导致釉质发育不良,牙齿的颜色就会发灰或者呈现黄褐色。这种牙齿颜色的问题是由内而外的,并非外界染色造成的。

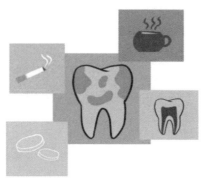

图10-1　牙齿不白的原因可能是烟渍、茶渍，也可能是牙齿疾病，

还可能是在牙齿发育过程中服用了四环素类药物等

除了以上病理性的牙齿不白以外，健康的牙齿也会存在生理性不够白的情况。

2. 牙齿美白的三大法宝

1）如果是口腔卫生差导致的牙齿不白，清洁牙齿表面的牙结石和色素沉着就可以恢复牙齿原来的光泽度。清洁牙齿是针对牙齿表面有烟渍、茶渍、咖啡渍等外源性色素沉着的处理方式。通过超声波洁治、打磨抛光、喷砂等方法，让沉积在牙面上无法通过刷牙刷掉的色素脱落。这种办法最简单粗暴。

洗牙这个词听起来有时候会让人费解，洗牙是清洗牙齿就可以让牙齿变白吗？其实洗牙只是洗掉牙齿周围的结石，而不能让牙齿本身的颜色变白。洗牙（超声波洁治）重点要处理的是牙齿周围的牙结石，通过超声波的振动使牙结石崩解脱落，从而改善牙周状况。而色素并不是洗牙的首要处理对象。色素除了表面不光滑，容易沉积菌斑外，本身对牙齿和牙龈是没有危害的。对色素的清理，喷砂才是重要的方法。

喷砂就是使细砂粒高速喷出，依靠细砂粒对于牙齿表面色素的撞击摩擦，来去除牙齿表面细小的色素。很多牙齿缝之间牙刷毛很难伸进去的部分，喷砂也可以进入，相对来说，可以无死角清洁牙齿任何表面的外源性色素沉着。

2）最广泛使用的美白方法是冷光美白。很多有美白需求的人上不满意的其实是牙齿本身颜色不够白，要改善牙齿本身的颜色，最常用的就是冷光美白。

冷光美白依靠的是冷光吗？其精髓并不是冷光，而在于高浓度的过氧化物组成的美白剂。高浓度的过氧化物有很强的氧化和漂白能力，与牙齿接触的同时可以和牙齿内部的色素接触，发生氧化还原反应，分解色素，最终将牙齿变白。而冷光就是一种特定波长的蓝光，发光的时候几乎不产热，被称为冷光。这种特定波长的蓝光可以激发过氧化物产生氧自由基等漂白活性成分，加速漂白的过程，因此冷光只是冷光美白的辅助光源，核心还是在于强氧化剂。

近几年还出现了激光美白产品。原理是类似的，美白剂仍然是高浓度过氧化物，但是催化光源变成了激发能力更强的激光。因此激光美白时间也比冷光美白更短，一次冷光美白需要大约45分钟，而激光美白缩短到几分钟，也可以达到同样的效果。激光对牙髓有保护作用和生物刺激作用，美白后几乎不会出现牙齿敏感的症状。只是激光器过于昂贵，限制了激光美白的发展。

我们的牙釉质是人体最坚硬的组织，除了不能抵抗酸之外，对其他物质的抵抗能力很强。强氧化剂不会损伤牙釉质，但是过氧化物有轻微的弱酸性，所以美白之后可能会有轻微牙齿敏感的不适症状，一般会随着时间逐渐消退，不会造成永久损伤。但原来牙齿就敏感或牙齿本身存在隐裂纹的情况下，敏感性可能会格外明显，甚至在美白过程中出现疼痛难忍的症状。如果存在敏感、隐裂的牙齿，不建议做冷光美白。

做完冷光美白之后，注意短期内不要吃有颜色的食物和饮料，防止食物和饮料的色素沉着在刚刚美白完的牙齿上。过一两周后就可以正常饮食。

通过强氧化剂漂白的牙齿经过时间的考验会逐渐恢复原来的颜色，美白效果大概可持续一到两年。如果对牙齿颜色有长期要求，需要反复多次漂白，可以换用其他的美白方式。

3）非传统意义的美白——贴面修复

用颜色更白的贴面粘接在牙齿的表面，使牙齿显示贴面的颜色。

贴面修复的方法其实不能称为传统意义的牙齿美白，因为贴面修复是一种有创但微创的治疗方式，如图 10-2 所示，通过磨除牙齿表面少量牙釉质，并用树脂或者陶瓷恢复更白颜色的一种方法。贴面修复是重度氟斑牙、重度四环素牙等其他漂白方式效果不佳时的终极大杀器。

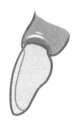

贴面修复

图 10-2　贴面修复是其他美白方式效果不佳时的终极修复手段

贴面修复的优势在于"美白"效果是最好的，当真牙颜色完全无法改变的时候，修复体的颜色可以想做成什么颜色就做成什么颜色，并且如果伴随牙齿形状的问题，贴面可以同时改善牙齿颜色和形状。但缺点是需要磨除掉一部分牙体组织。相比于传统的全冠修复需要磨除一圈，贴面只需要磨除牙齿唇侧表面很薄的一层，是最微创的牙体修复方法。

贴面修复的难度比较高，和医生备牙技术、技师的制作技术、材料本身的光学力学特性都有很重要的关系，因此单颗牙贴面价格不菲。而我们微笑的时候至少暴露上下牙共 16 颗到 20 颗牙，完美的 20 颗牙贴面修复就更需要咬牙下血本了。

牙齿不齐的朋友首先需要正畸治疗排齐牙齿，再考虑贴面修复。否则牙齿里出外进的情况下没法进行贴面修复，做出来的牙齿形状不好看。牙齿邻接关系不良不但会给贴面修复带来困难，还会降低牙齿清洁效率，最终导致贴面修复的远期脱落。一口不齐的大白牙的吸引力可是比一口整齐的大白牙差多了。

最后我们仍然建议，牙齿美白首先考虑前两种无创的方式，如果效果不行再考虑贴面修复这种微创的方式。如果选择贴面修复，千万要找靠谱医生哦！

第三节 冷光美白的具体过程是什么样的?

家用美白剂和冷光美白剂有什么区别? 为什么我一定要去医院诊所进行牙齿美白呢? 这是因为家用美白剂和医院用的美白剂中过氧化物的浓度是不同的。家用的浓度低, 所以需要反复使用; 而医院的浓度高, 美白一次可以顶一两年, 但是浓度高会增加使用的风险, 因此必须要在医生的严密监控下才能完成一次冷光美白。

所以为了预防风险, 了解一下冷光美白的过程是十分必要的。

1) 清洁牙面

涂任何试剂前要保证牙面清洁, 否则没刷干净的牙表面一定有很多软垢和菌斑, 这些东西都会阻止试剂和牙齿的接触, 从而阻止试剂和牙齿的反应。

2) 比色及拍照

为了反映美白前后牙齿是否真的发生了变化, 治疗前后比色和拍照都是必需的。

3) 涂牙龈保护树脂

由于美白剂过氧化物的浓度很高, 如果不小心流到牙龈上会导致牙龈变白以及烧伤。所以在牙龈和牙齿交界的边缘，医生会涂一层流动树脂，防止美白剂流到牙龈上。

4）涂布美白剂

美白剂是反应性很强的凝胶，需要即开即用。一般医生会根据微笑时候暴露牙齿的数量来决定涂布牙齿的数目。如果刚涂布就感受到疼痛不适，就需要尽快去掉美白剂。

5）冷光 / 激光照射

如果是冷光美白，需要冷光照射 15 分钟，让美白剂充分和牙齿接触发生反应。照射完成后，去除掉多余的美白剂，并再次涂布美白剂、光照，如此重复三次，共计 45 分钟。

如果是激光美白，需要按照激光机器和推荐参数的不同，调整到合适的功率照射几十秒到一分钟。同样类似操作重复三次。

6）结束

所有光照均结束后，去除多余的美白剂，用大量水冲洗口腔。去除牙龈保护树脂，并再次对牙齿比色、拍照，确认效果。

7）重复

如果美白效果不佳，可以考虑一周后再次重复以上操作，效果会越来越好。

第四节　牙齿的白色到底应该是哪个色号？

牙齿的颜色无法脱离天然牙本身的颜色。而天然牙的颜色和牙齿的矿化程度、年龄等很多因素都相关。

天然牙齿真实的颜色本来是什么样子的呢？那就需要从牙齿的结构讲起，牙齿由外表面的牙釉质和内部的牙本质牙髓复合体构成。牙釉质有一定的通透性，矿化优良的牙釉质通透性更高，显示出有一定半透性的白色。牙本质透光性差，显示出淡黄色。所以健康的牙齿是黄色的牙本质背景下被外表半透明的白色牙釉质包裹所显现出的颜色。

乳牙矿化程度低，所以透光性差，表现得更白。而恒牙矿化程度高，透光性略强，表现得偏黄一些。那些在硬水区（水含钙量高）长大的孩子，由于牙釉质矿化程度高，所以牙釉质透明性特别强，因此牙齿会更显露牙本质的颜色，就是会偏黄一些。所以牙齿黄也可能表示牙齿很健康呢!

随着年龄增加，色素沉着逐渐增多，长期咀嚼运动的积累使牙釉质出现了很多磨耗，会暴露出更多的牙本质，因此老年人的牙齿会更加偏黄一些。

基于牙齿的结构，健康的牙齿颜色并不会过分的白，因此追求牙齿过于白是没有必要的，过分的白就变得不自然，像假牙一样了。

唯一需要过分白牙齿的职业就是演员，聚光灯会放大演员的各种缺陷。而在荧幕上能露出超级白的牙齿也并不会显得特别突兀。因此在口腔医生的比色板上，有一种专用的白色色号叫做"好莱坞白"，意思就是只有好莱坞的演员才会需要这个色度的白。在日常生活中，这样的白色是被弃用的，因为颜色过于白，会显得非常不自然。

人人都梦寐以求牙齿亮白，要想做到其实不难。小时候不要吃四环素类抗生素，不饮用含氟量高的水，让牙齿顺利发育;保持良好的口腔卫生,维护牙齿健康,牙齿就已经能做到 80 分的白。再经过科学美白的方法，牙齿就会达到令人满意的亮白。如果想成为一名演员，还想牙齿更白，还有"好莱坞白"贴面等着你!

第十一章

打呼噜

——不只是噪声烦人

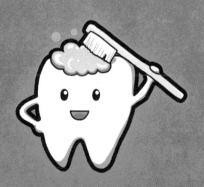

鼾症作为一种非常常见的症状，很多人都很想解决这个烦恼。实际上，关于打呼噜，不只是噪声烦人，还有很多你不知道的事。

第一节　打呼噜是病吗？

很多人都特别想知道打呼噜是不是病，是病的话应该怎么治疗。实际上打呼噜只是一种症状，是否是病不能只看打不打呼噜。就像发烧只是一种症状，很多疾病都会引起发烧，但究竟是什么病，并不是通过发烧一个症状就能判断清楚的。

1. 打呼噜的原因是什么？

打呼噜产生噪声。在睡眠状态下呼吸时，如图 11-1 所示，气流在狭窄的呼吸道中运动产生噪声，软腭舌体等软组织在气流作用下振动，二者共同形成鼾声。因此，打呼噜的本质是睡眠时呼吸道狭窄。

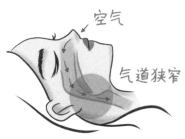

图 11-1　鼾声是气流经过狭窄的气道产生的噪音

呼吸道就是我们气流经过的通道，包括鼻腔、口腔、"嗓子眼"、气管等直达肺部的管道，它是由一系列软硬组织包裹形成的管道。气道的有些部分是由骨骼支撑的，比如鼻腔中有很多鼻窦空腔，气管内有气管软骨环，这些骨骼支撑使气道维持开放的状态。但是气道中有一部分是没有骨骼支撑的，只有软组织，所以就会因为各种原因发生形状和容积的改变，包括口腔中软腭（小舌头）到舌头后面的一部分。这部分软组织被压扁就会导致气道的狭窄，从而出现打呼噜。

民间说打呼噜是睡得香的表现，这话只能算说对一半。为什么白天的时候呼吸不打呼噜，只有晚上打呼噜，是因为白天我们这些只有软组织支撑的气道周围的神经肌肉处于兴奋状态，气道保持扩张。睡眠时气道周围的神经肌肉放松，导致气道也变得软塌塌的，气流通过的通道就变得崎岖，气流产生了涡流或者噪声。睡得越香，神经肌肉的兴奋性就会越低，当然气道就会变得更狭窄，打呼噜就更明显。

2. 打呼噜的升级版是什么？

既然打呼噜是因为气道狭窄，严重的气道狭窄会出现气道的塌陷甚至闭锁。也就是说，在呼吸过程中，可能会出现气道关闭和呼吸停止。但是人一般是不会把自己憋死的，窒息一段时间后，人体内有很多感受器可以感知缺氧，所以憋气一段时间后人会被憋醒。睡眠中反复出现这样的气道关闭、呼吸停止以及憋醒重新呼吸，就是阻塞性睡眠呼吸暂停低通气综合征。

3. 阻塞性睡眠呼吸暂停低通气综合征是什么？

睡眠中呼吸完全停止 10 秒以上，就叫一次睡眠呼吸暂停事件。而通气量减到正常通气量一半以下，但尚未完全通气停止，发生 10 秒以上，就叫一次低通气事件。这两种都是睡眠呼吸事件，如果整个夜间反复发作，每小时发生 5 次以上，就可以诊断为睡眠呼吸暂停低通气综合征。

那么阻塞性又是什么意思呢？睡眠呼吸暂停包括两种，一种是由于中枢问题导致的自主呼吸暂停，叫作中枢性睡眠呼吸暂停低通气综合征；另一种是由于气道狭窄导致的气道阻塞，从而发生的呼吸暂停，称为阻塞性睡眠呼吸暂停低通气综合征（Obstructive Sleep Apnea Hypopnea Syndrome，以下简称 OSAHS）。而只打呼噜但没有睡眠呼吸暂停的患者，叫作良性鼾症，不是疾病，对身体也没有危害。

如果我是一个打呼噜的患者，我怎么知道我有没有 OSAHS 呢？有两个初筛方法：如果你自己能够感受到晚上睡眠时有呼吸不上来，甚至憋醒的情况，或者床伴发现你有晚上睡觉时呼吸不上来、憋气的症状，很可能存在 OSAHS。除此之外，如果你经常感觉疲劳困倦，随时容易睡着，也需要警惕自己是否患有 OSAHS。为什么经常疲劳可能是 OSAHS？那就要看看这个疾病的危害。

第二节　OSAHS为什么会被称为综合征?

综合征就是一组证候或症状的组合，一个基本原因引起了几种器官病变或功能紊乱。只要是被称为综合征的，就意味着危害很大，可以影响多器官多系统。为什么睡眠呼吸暂停的危害这么大，它不就是睡眠打呼噜的时候偶尔窒息吗？

睡眠呼吸暂停最明显的表现就是由于反复憋气憋醒让睡眠片段化。我们的睡眠是由浅睡眠、深睡眠、快动眼睡眠期共同组成的，这几个睡眠期会持续并相互转化。但是憋气和憋醒就会打扰我们的睡眠分期。

本来该进入深睡眠了，但是睡眠被打断，只能重新进入浅睡眠。一晚上都是浅睡眠会怎么样？会疲劳，会容易瞌睡。所以想想我们初筛的两种情况中的第二条，经常疲劳、随时容易睡着就要怀疑自己有没有OSAHS。很多人说遇到一些人一沾枕头就睡着，呼噜声就响起来了，一定是睡眠质量超级好。其实不然，这么快速入睡意味着本该通过睡眠完成的体力和脑力恢复并没有完成好，所以才很容易再次进入疲劳和瞌睡状态。如果睡眠质量高，那么白天应当非常精神，而不是充满睡意。嗜睡的程度因人而异。严重的患者嗜睡到什么程度呢？白天没法集中精力工作，不知不觉就打盹睡着了，不能从事需要集中精力的工作，比如开车、高空作业等。长期睡眠呼吸暂停，夜间休息不好，会影响大脑的运转，出现记忆力下降、注意力无法集中等远期表现，而这些表现说明你可能提前衰老了。

人之所以会憋醒，是因为我们憋气导致的缺氧被我们体内的各种感受器感知到，尤其是缺氧的感受器，憋气很大的危害就是血氧含量会降低。大脑缺氧5分钟以上就会有不可逆的损伤，所以人体内有很多感知缺氧的感受器，只要轻微缺氧就反馈给身体，采取措施进行改善。这种间歇性缺氧不像我们去高原地区，氧气稀薄，人体会逐渐适应，而是一阵有一阵没有，危害更大。因为反复的缺氧和富氧会损伤血管，产生高活性的氧自由基，导致体内氧化还原反应的加速，也就意味着衰老的加速。

人为了增加氧气的供应，首先会增加血压——高血压就是 OSAHS 重要的并发症。很多难治性高血压，就是无论如何服药，血压就是不能降低到平稳的那一类高血压。这就可能和 OSAHS 相关，治疗 OSAHS 之后，高血压也会好转。人为了增加氧气的供应，也会增加携带氧气的细胞——红细胞。红细胞是携带和运送氧气的搬运工，身体缺氧，红细胞就会增多，所以高原上的人红细胞含量比平原上的人多。但是在平原上的人本来不需要那么多红细胞，多出来就会导致血液黏稠度增加，会增加血栓、脑梗和心梗的风险。

OSAHS 也是糖尿病的独立危险因素。独立危险因素的意思就是指一个人没有任何基础疾病，单纯睡眠呼吸暂停就可以导致罹患糖尿病。由于夜间缺氧会导致人体糖代谢紊乱，影响胰岛素对血糖的调控，使糖耐量异常，最终导致糖尿病。睡眠呼吸暂停不仅影响糖代谢，也影响脂肪代谢。肥胖会让睡眠呼吸暂停更加严重，反过来睡眠呼吸暂停也会导致更加肥胖，恶性循环。而这种肥胖趋向于中心性肥胖，也就是内脏肥胖，这种肥胖增加了机体的负荷，进一步导致缺氧的损伤。睡眠呼吸暂停因此也被称为代谢综合征。

OSAHS还有很多很多的危害，比如OSAHS会影响内分泌，还会导致阳痿、早泄等性功能障碍。郝医生只把最容易理解，也是危害最大的后果告诉大家。这个疾病没有大家想象的那么简单，不只是憋气，是个可以影响多器官多系统的综合征，也是一个潜在致死性疾病，大家要重视起来！

第三节　口腔科治疗OSAHS的神器—— 口腔矫治器

为什么在口腔的科普书里会提到睡眠呼吸暂停这个严肃的内科疾病，因为口腔科对于治疗OSAHS有一手！

既然这个疾病叫作阻塞性睡眠呼吸暂停，那么治疗目标就是为了解除阻塞，气道通畅就可以阻断憋气带来的一系列损伤。

1）呼吸机是治疗 OSAHS 最常用的方法。便携式呼吸机只有一个小盒子大小，非常方便携带和使用，远不是我们想象的在医院里的大型机器。由于气道塌陷是由于气道内负压过大，在吸气的时候直接把气道压扁了，呼吸机的原理就是正压通气，用较高的压力把空气压入我们的气道内，防止气道塌陷。

2）耳鼻喉的手术也是治疗 OSAHS 的备选方法之一。气道的狭窄和塌陷很多时候和气道周围的软组织（软腭、悬雍垂等）增生有关系，手术切除过长的软腭、小舌头、鼻息肉，改善鼻中隔偏曲等手术都可以扩大上气道。

3）口腔矫治器是治疗轻中度 OSAHS 的重要方法。气道塌陷的部位是鼻腔下方到咽喉上方的一段没有硬组织支撑的软组织，这正是口腔医生大有作为的区域。口腔矫治器又叫下颌前移器，在睡眠时佩戴可以让下颌始终处于前移的状态，下颌带着舌头都可以前移，这样舌头后方的气道就被扩大了，不容易出现阻塞的情况。

口腔矫治器由于价格便宜、无创、有效，是治疗 OSAHS 很重要的方法，但遗憾的是，很多患者都不知道口腔科还有这样的一种治疗 OSAHS 的简便方法。

虽然口腔矫治器有一定的适应证，并不是所有 OSAHS 患者都适合口腔矫治器，但是口腔矫治器仍然可以成为 OSAHS 重要的治疗方式，值得推广。

4）正颌手术也是治疗 OSAHS 的方法之一。正颌手术是针对狭窄和后缩的上下颌骨进行手术改造的方法，让短小后缩的上下颌骨延长，从而增加气道容积的办法。这个方法和口腔矫治器有异曲同工之处，都是让下颌前移来打开咬合，口腔矫治器是临时的前移，戴上矫治器有效果，不戴矫治器没有效果；但手术是永久性地前移下颌，来永久性打开气道。

5）除了我们的干预措施外，自己采取措施也能对 OSAHS 症状的改善有很大的帮助。

①最有效的方法是减肥，因为越胖的人打呼噜越严重。脂肪积存在脖子周围，压迫气道使之变得狭窄，脖子胖一圈，气道就窄一圈。这里介绍一个指标——体重指数（BMI）= 体重 / 身高^2。中国人的标准是，大于 24 是超重，大于 27 是肥胖。减肥减到 BMI 低于 24，OSAHS 会好很多很多。

②侧卧睡。仰卧时舌体容易后坠压迫气道，侧卧时舌体不会向后压迫气道，呼噜声音会明显减小。"背球"是维持侧卧睡眠的好办法——在睡衣的后背用安全别

针别一个口袋，口袋里装一个球。仰卧时会因背后有东西硌着不舒服而转回侧卧。这个球的大小需要自己掌握，如果太大把人硌醒不行，太小没有感觉也不行。

③戒烟戒酒，避免晚上喝浓茶、浓咖啡。吸烟会造成慢性缺氧，因烟草燃烧时会产生一氧化碳，和血红蛋白结合后挤占了和氧气结合的位点。另外，烟、酒、茶、咖啡都能增加神经兴奋性。这种兴奋性是一种预支形式的兴奋，当停止烟、酒、茶、咖啡，睡眠时就会出现比正常情况更不兴奋的情况，无论是呼吸中枢的神经支配，还是气道周围肌肉的神经支配。所以，OSAHS患者要喝酒的话，千万别晚上喝！

④解除鼻阻塞也会对呼吸有帮助。气道是一个从鼻腔到肺连续的整体，任何部位发生狭窄阻塞都会造成打呼噜或者睡眠呼吸暂停，所以积极治疗鼻炎等疾病，改善鼻通气会有助于睡眠呼吸的通畅。

⑤不服用具有中枢抑制作用的安眠药。有些安眠药是抑制中枢神经的兴奋，使人进入睡眠状态的。但这种安眠药会抑制呼吸中枢的兴奋，导致睡眠期间人对缺氧的感知能力下降，出现严重的低氧血症或者睡眠呼吸暂停仍然不能代偿或者清醒，增加了疾病的危害。

⑥保持经常运动。运动有助于提高神经和肌肉的兴奋性和紧张度，有助于维持气道周围肌肉在睡眠中的张力，减少气道塌陷。

第四节　小孩子越长越丑可能和打呼噜有关系！

上文提到，打呼噜不能判断是否是疾病，重要的是看有没有睡眠呼吸暂停。这同样可以适用于儿童。只是儿童 OSAHS 和成人 OSAHS 是两种病因。

成人 OSAHS 主要病因是下颌后缩以及肥胖。下颌后缩导致气道的骨性边界更小，容纳气体的容积更小，容易出现狭窄和塌陷。肥胖的影响是气道周围的脂肪会挤压气道变得更加狭窄，也更容易出现气道的塌陷和关闭。

而儿童 OSAHS 的主要病因是扁桃体肥大、腺样体肥大。儿童的免疫器官没有发育完全的时候，扁桃体、腺样体以及咽淋巴环是儿童的淋巴组织和免疫器官，是遇到细菌感染的第一道防线，所以儿童经常出现的感冒发烧就是扁桃体和腺样体作为抵抗细菌的先锋发挥作用。常规来看，孩子在感冒发烧的时候腺体会变得肥大，痊愈后腺体也会回到正常大小。但是有一部分孩子的腺体并不能缩回到原来大小，出现长期肥大的表现。这部分肥大的腺体就会挤压气道，使气道出现狭窄甚至塌陷，形成了儿童睡眠呼吸暂停综合征。

儿童睡眠不好和成人睡眠不好的差别还挺大的，成人的表现是嗜睡，而儿童睡眠不好并不一定表现出嗜睡，反而有可能表现出过度兴奋，甚至多动的症状，在白天还可能出现情绪控制障碍，容易和别的小朋友发生争执打架等社交障碍。对于儿童来说，很严重的危害在于儿童只有在熟睡（深睡眠）时才能分泌生长激素，反复打断孩子的深睡眠，孩子很可能生长激素分泌不足，孩子身高体重就会显著低于同龄孩子。

然而有些扁桃体腺样体肥大的孩子，并没有严重到发生睡眠呼吸暂停的地步，但是已经表现出晚上睡觉打呼噜的症状。这时候就应该引起警惕。因为孩子除了晚上表现出打呼噜的症状，扁桃体腺样体肥大在白天还可能表现出口呼吸的错误呼吸习惯。

如果孩子鼻腔气道通畅，可以用正常的鼻呼吸方式进行呼吸，只是在运动时耗氧量增加才会出现口呼吸。但是由于鼻炎、扁桃体肥大、腺样体肥大等原因导致的气道不通畅使孩子在安静状态下也无法完全靠鼻子进行呼吸，只能张口来辅助呼吸。错误的呼吸方式必然带来相应的危害。

口呼吸是颜值的第一杀手！

牙齿排列的最终位置是由牙齿内外的力量相互拮抗和平衡决定的。对于前牙来说，就是嘴唇的力量和舌头的力量共同塑造了上前牙的位置到底是前突还是内扣。如果经常口呼吸，嘴唇没有给牙齿向内的力，牙齿就在舌肌的作用下逐渐前倾，出现龅牙的情况。对于后牙来说，就是颊肌和舌头的力量共同塑造了上后牙的位置，也就决定了上后牙的宽度。如果经常口呼吸，上牙弓内侧就没有肌肉作用，而只有颊肌对牙齿有向内的力量，上颌后牙在颊肌的作用下内倾，上颌的宽度就没法完全发育。上牙弓狭窄导致下颌找不到位置，下颌前伸就会出现反𬌗，下颌后退就形成了没下巴的小下颌畸形，下巴往左侧或者右侧咬就形成了偏颌畸形。

反过来，当我们一看到孩子有龅牙的表现，就要怀疑孩子是否有口呼吸。腺样体面容就是指由于腺样体肥大导致孩子张口呼吸形成的特征性的面部表现：长面型、下颌后缩、眼神呆滞、开唇露齿、上牙前突，上牙弓狭窄。图 11-2 展示了口呼吸导致的下颌后缩畸形，从而影响颜值。

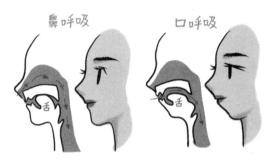

图 11-2　鼻呼吸会形成良好的侧面面型，口呼吸可能会导致下颌后缩等畸形

　　如果你对面型和牙齿的排列不够敏感的话，正畸医生作为专业的颜值管理专家，对孩子的面型是非常敏感的。美国正畸协会推荐孩子最早在 7 岁就可以去看正畸专科医生，正畸医生会评估牙齿和面型的发育是否存在问题，如果不存在问题就可以每年定期检查；如果存在牙齿和面型的问题，可能就需要开始早期矫治进行干预。早期发现儿童有腺样体面容的趋势时，正畸医生就会建议孩子去耳鼻喉医生处就诊。

　　耳鼻喉医生可以通过检查确定口呼吸的原因，是鼻炎还是扁桃体肥大，还是腺样体肥大，并且制订相应的治疗计划，如药物治疗或手术切除。首先会考虑药物控制腺体不发生肥大，如果药物控制不住或者腺体过度肥大，就需要手术切除肥大的腺体。

关于手术切除腺样体和扁桃体，口腔医生和耳鼻喉医生存在很多争议。耳鼻喉医生的切除适应证会把控更加严格，不够严重的腺体肥大不做手术。但是这正是口腔正畸医生的烦恼之处。口呼吸本身是身体对气道狭窄的一种代偿方式，通过暂时张开嘴呼吸来维持正常的需氧量。因为口呼吸会影响孩子的颜值，让孩子的面型越来越丑，难道只有感冒发烧是危害，越长越丑不是危害吗？正畸医生作为管理孩子牙齿和面型的一线医生，对于严重的腺样体面容的控制也是无能为力的，可能孩子将来还需要接受更大的手术来改善面部骨骼发育的畸形。在这种情况下，正畸医生对于切除扁桃体、腺样体的态度会更加激进。

千万不要误认为口呼吸只是孩子的习惯，只要让孩子有意识地闭嘴就可以闭上嘴。很多家长会用胶带把孩子的嘴粘住。如果把嘴堵上，孩子还怎么呼吸？不能呼吸的后果要么就是孩子憋坏，要么就是孩子想方设法撕掉胶带，张口呼吸。解决口呼吸一定要先解决原发疾病——鼻炎、扁桃体肥大、腺样体肥大，否则孩子是无法自己闭上嘴的。

第五节　我们可能离睡眠呼吸暂停很近

　　睡眠呼吸暂停的人群中发病率是 3% 左右，这个数字说明 OSAHS 已经是一个常见病、多发病。中国 13 亿人口中就有 3900 万睡眠呼吸暂停患者。而最容易发生 OSAHS 的患者形态描述是：男性、肥胖、下颌后缩。50 岁以上的男性患者，几乎两个人中就有一个人是 OSAHS 患者。雌激素对气道有保护作用，因此女性患 OSAHS 的不多，但是随着更年期的到来，女性 OSAHS 的发病率会显著提高。随着生活水平的不断提高，肥胖的人越来越多，意味着 OSHAS 的易感因素也在逐渐增加。所以睡眠呼吸暂停离我们相当近，我们自身，我们的伴侣或者我们的父母，都可能是 OSAHS 患者。

　　除了初筛提到的两种方式来判断我们有没有可能患有 OSAHS 之外，诊断 OSAHS 的金标准叫"多导睡眠监测"。预约在医院睡一晚，医生会在身上连接各种导联，从而分析出发生的睡眠呼吸事件有多少次、呼吸暂停多少秒、血氧降低多少、睡眠有效率等各种数据，来判断我们的睡眠情况。

人的一生约有三分之一的时间在睡眠中度过，善待睡眠就是善待我们自己，睡得好，就老得慢。越年轻，就越可以享受生活的美好。不要把打呼噜只当成一个扰民的事，大不了分床睡，要关心自己的枕边人是不是睡得好，能不能和你一起健康到老。

如何从小到大保护好自己的牙齿

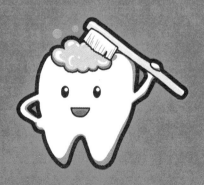

第一节 "很多人说，刷牙没用"

"我每天好好刷牙，牙线、漱口水、冲牙器、牙缝刷全都买来了，能做的都做了，为什么牙齿还是坏了很多？我们邻居×××经常不刷牙，但是去检查的时候发现所有牙齿都好好的！人的命天注定，人的牙也和基因有关。基因好的不刷牙都没关系，基因不好的天天刷牙也阻止不了牙齿继续变坏！"

这种言论经常出现，就像你劝别人不要吸烟，别人反驳你说谁谁谁抽烟喝酒活到九十九。如何应对这样的言论？我们对自然规律的发现不是由个例决定的，而是由群体的表现总结出的规律。我们对于一个因素是否影响一件事，严谨的科学研究办法是控制变量法。在能控制其他因素不变的情况下，只有一个因素不同，观察这个事情的结果是否有不同，从而总结出这个因素对于一件事情的发生、发展产生了什么影响。在现实中，不可能完全做到控制所有变量不变，但是用超大样本的研究就可以熨平所有其他变量的影响，而只显示我们控制的那个因素。研究吸烟对于健康的影响就是这么做的，在人群中，吸烟的人群就是比不吸烟的人群肺癌发病率高。同样地，认真刷牙的人群就是比不认真刷牙的人群的口腔健康情况要好。

如果我们基因不好，对于龋病易感，或者对于牙周病易感，那么我们应该怎么做？是自暴自弃破罐子破摔，还是用更好的口腔卫生保护牙齿健康呢？俗话说"笨鸟先飞"，就是知道自己的弱点，尽量规避自己的弱点，最终不被社会所淘汰。对于健康问题更要加倍努力。因为有高血压、高血脂、心脑血管病的家族史，我们就任其发展最终随时都会从世界上消失吗？没人会这么选择。为什么到刷牙这里就要放弃呢？认真的口腔维护什么时候都不晚。

可是为什么我们那么认真刷牙，认真维护，牙齿还是一个接一个坏，一个接一个松呢？除了基因的因素以外，很大一部分原因是**口腔卫生的维护仍然不彻底，仍然有死角**。再认真的人，刷牙也总会有死角，我们只能尽量降低和减少刷牙的死角区域，而无法做到完全消灭。所以我们忽视了口腔保健中很重要的一个因素，自己做不到的事，去找口腔医生检查检查。

第二节　"很多人说，看牙没用"

"我的牙经常坏，一颗疼完另一颗疼，每次去看完一颗，过一段时间另一颗又会出问题。口腔医生根本不可能给你解决问题，牙齿该坏还是坏，还不如拔了。你们医生又不能保证我的牙不再出问题，我凭什么相信你们看牙不是在骗我的钱。"

这种言论也经常听到，口腔医生在尽力帮助患者治疗口腔疾患，但是患者并不买账。这体现出目前老百姓对于口腔疾病的认知太过贫乏。在很多人眼里，牙齿没什么大不了的，牙疼不是病，只有疼得不行才会去看病，平常的任何口腔问题都不重要，重要的是止痛。而事实是，牙疼的时候意味着牙齿的疾病已经到了中晚期，治疗的难度、痛苦程度、花费都会很高，这也是很多人抱怨看不起牙的原因，收拾烂摊子远比小修小补困难多了。口腔的各种疾病其实重在预防，所以老百姓应当如何定位口腔医生，你把医生定位成有口腔疾患后的医治者，还是没症状时就定期检查早发现早诊断早治疗的勘探员？我们永远追求上医治未病，中医治欲病，下医治已病。

对疾病的不重视和对医者的不信任不仅存在于现在，实际上很早以前就存在。我们熟悉的《扁鹊见蔡桓公》就是典型的事例，代价也很惨痛——桓侯遂死。

　　扁鹊见蔡桓公，立有间，扁鹊曰："君有疾在腠理，不治将恐深。"桓侯曰："寡人无疾。"扁鹊出，桓侯曰："医之好治不病以为功！"

　　居十日，扁鹊复见，曰："君之病在肌肤，不治将益深。"桓侯不应。扁鹊出，桓侯又不悦。

　　居十日，扁鹊复见，曰："君之病在肠胃，不治将益深。"桓侯又不应。扁鹊出，桓侯又不悦。

　　居十日，扁鹊望桓侯而还走。桓侯故使人问之，扁鹊曰："疾在腠理，汤熨之所及也；在肌肤，针石之所及也；在肠胃，火齐之所及也；在骨髓，司命之所属，无奈何也。今在骨髓，臣是以无请也。"

　　居五日，桓侯体痛，使人索扁鹊，已逃秦矣。桓侯遂死。

尚未出现症状的龋齿，你应该补一补；牙龈出血，你应该洗洗牙。这样简单而廉价的机会没有把握住，再出现牙疼，甚至牙齿劈裂缺失，代价就太大了。谁应该承担发现口腔小问题的责任——口腔医生，而谁应该承担不去看口腔医生的后果——我们自己。

各大提问平台上，问到很多的一类问题是："我该怎么做就不用去看牙医？"我想很多人都有类似的想法，是不是用了冲牙器、电动牙刷、漱口水，就不用去看牙科医生了？并不是，而且这个和标准答案南辕北辙。标准答案是：为了今后口腔不出现严重复杂的疾病，你应该定期去口腔医生那里做检查，没有发现问题值得庆祝，发现小问题就及早治疗。口腔医生是你永远绕不开的医生，既然这样，那何必要等到疼得死去活来的时候才去看医生呢？早点儿看不好吗？

口腔医生是我们预防牙齿出现问题的最后一道防线。

第三节　口腔卫生维护与定期口腔检查，缺一不可

如何从小保护好自己的牙齿？我们个人和口腔医生，二者缺一不可。

　　口腔疾病的治疗团队里，患者自身也是重要的一员。没有任何一个完美的治疗方案不需要患者的主动维护和配合。维持口腔健康，重在自我预防。一个只靠看牙而不刷牙的人是不可能拥有口腔健康的。口腔健康，需要几十年如一日坚持认真刷牙。

　　同样地，一个只靠刷牙就以为可以远离口腔医生的人，错过了早期发现口腔疾患的机会，出现症状的时候往往已经到了疾病的中晚期。

　　口腔医生，远比你想象的强大得多。

　　口腔的很多疾病，比如龋齿、牙周病等都是细菌感染性疾病，有一颗牙发生了龋齿，就意味着口腔中所有的牙齿暴露在致龋菌的攻击范围内，每天的刷牙也只能清洁到有限的部位，而舌头和黏膜都是细菌的定植场所。口腔内的细菌微生态系决定了你的牙齿会对什么样的细菌易感，容易发生什么样的牙病。专业的口腔预防医生可以评估每个患者的龋病易感性、牙周病易感性，跳出单颗牙发生的疾病，从整个口腔环境来看问题，并且评估风险大小，制定相应的个性化预防和治疗方案，尽最大可能把疾病扼杀在摇篮里。

　　从长牙开始，就可以找口腔医生开始一辈子的口腔检查之旅，并且每年坚持下去。在不断和口腔医生的互动中，我们可以获得各种各样的口腔保健知识，最终收获口腔健康。孩子也会习惯于这样良好的定期检查习惯。但是我们不能只给孩子看牙，得到医生什么样的建议就该接受什么样的治疗。就像一个每天看电视的父母无法教出一个愿意每天看书的孩子，一个不怎么好好刷牙、不听口腔医生建议早点诊治的家长，是不可能教出一个愿意配合看牙的好宝宝的。我们从孩子的口腔卫生维护开始，家长和孩子共同成长，共同收获口腔健康。

刷了这么多年的牙你刷对了吗？什么是推荐的刷牙方式？什么是窝沟？孩子什么时候要做窝沟封闭？含氟牙膏有什么作用，涂氟对孩子有什么好处？多长时间涂一次氟？电动牙刷好不好？冲牙器怎么用？为什么要定期洗牙……如果你不清楚这些问题的答案，那就去看一次口腔医生，也许就都知道了。口腔医生真的会给你很大帮助，无论是具体的治疗，还是预防方式，甚至口腔维护理念。别再把医生当成一个只能看牙疼，甚至牙疼都看不好的医生。

第四节　我理想中的口腔医患关系

牙疼了，挂个号去看医生，下回洗牙挂个号换一个新医生，再下回拔智齿再换一个医生。这是目前我们主要的看牙模式，有治疗需求的时候去挂号来完成诊疗。至于遇到什么医生全看运气，大医院的医生也是主要完成治疗，除了交代治疗后注意事项，基本不会多说话。所以我上面提到的你不懂的那些知识，你去问拔智齿的医生窝沟封闭怎么回事，问洗牙的医生涂氟有什么用，估计医生会把你轰出来。

我理想中的医患关系是：**首先你要找到一个靠谱的口腔医生**，通过不断地诊疗和沟通来逐渐建立信任，最终成为他的"粉丝"。然后你们全家的牙齿都可以找他看。你们建立长期合作机制，他有厚厚一摞病历记载着你的牙齿健康记录，了解你的病史，有完整的预防和诊疗思路，同时你也对他充分信任。这样做就减少了很多额外成本。你成了口腔医生的衣食父母，反过来他也会是你口腔健康的坚实后盾，你们在合作中完成了最好的口腔健康促进。我理想中的口腔医生就是一个医生带领很多忠诚的"粉丝团"，"粉丝"们可以利用靠谱的医生以最小的成本达成最大的口腔健康收益。

"口腔健康，全身健康"是2017—2019年连续三年全国爱牙日的主题，因为大量研究发现，口腔疾病与全身疾病关系密切。慢性病缠身的老年人牙齿状况通常都不好，一个口腔状况不佳的人，他的全身情况也不见得好到哪儿去。如果我们能从小到大都保护好自己的牙齿，对我们全身的健康一定会非常有帮助。

牙病，一个经常被忽略的病，它的影响被远远低估了。口腔作为全身的一部分，它的健康与全身的健康一定是息息相关的。我们口腔医生不只守护你的牙齿，更守护你的口腔健康，也间接为你的全身健康保驾护航。